Christoph Reuss Susanne Waldmann-Rex Stephanie Friebel

Gynäkologie und Geburtshilfe

Speziell für die Ausbildung sind in der Gelben Reihe bisher erschienen:

F.-P. Bossert, K. Vogedes:	Elektrotherapie, Licht- und Strahlentherapie Grundlagen für Physiotherapeuten und Masseure
M. Földi, R. Strößenreuther:	Grundlagen der manuellen Lymphdrainage, 3. A.
H.J. Hislop, J. Montgomery:	Daniels' and Worthinghams Muskeltests Manuelle Untersuchungstechniken, 7. A.
C. Kell, R. Kirchhefer, R. Voß:	Neurologie und Psychiatrie Krankheitslehre für Physiotherapeuten und Masseure, 2. A.
S. Reimann:	Befunderhebung Grundlagenwissen für Physiotherapeuten und Masseure, 2. A.
B. Rüppel, S. Waldmann, Ch. Reuss:	Gynäkologie und Geburtshilfe Krankheitslehre für Physiotherapeuten und Masseure
S. Schellhammer:	Bewegungslehre Motorisches Lernen aus Sicht der Physiotherapie
M.-A. Schoppmeyer, M. Polte:	Innere Medizin/Dermatologie Krankheitslehre für Physiotherapeuten und Masseure, 2. A.
G. Steffers:	Pädiatrie Krankheitslehre für Physiotherapeuten und Masseure

Christoph Reuss Susanne Waldmann-Rex Stephanie Friebel

Gynäkologie und Geburtshilfe

Krankheitslehre für
Physiotherapeuten und Masseure

ELSEVIER
URBAN & FISCHER
URBAN & FISCHER
München • Jena

Zuschriften und Kritik an:
Elsevier GmbH, Urban & Fischer Verlag, Lektorat Fachberufe, Karlstraße 45, 80333 München

Wichtiger Hinweis für den Benutzer
Die Erkenntnisse in der Medizin unterliegen laufendem Wandel durch Forschung und klinische Erfahrungen. Die Autoren dieses Werkes haben große Sorgfalt darauf verwendet, dass die in diesem Werk gemachten therapeutischen Angaben (insbesondere hinsichtlich Indikation, Dosierung und unerwünschten Wirkungen) dem derzeitigen Wissensstand entsprechen. Das entbindet die Nutzer dieses Werkes aber nicht von der Verpflichtung, ihre therapeutischen Entscheidungen in eigener Verantwortung zu treffen.
Wie allgemein üblich wurden Warenzeichen bzw. Namen (z.B. bei Pharmapräparaten) nicht besonders gekennzeichnet.

Bibliografische Information Der Deutschen Bibliothek
Die Deutsche Bibliothek verzeichnet diese Publikation in der Deutschen Nationalbibliografie; detaillierte bibliografische Daten sind im Internet unter http://dnb.ddb.de abrufbar.

2. Auflage 2006

Der Urban & Fischer Verlag ist ein Imprint der Elsevier GmbH.

06 07 08 09 10 5 4 3 2 1

Um den Textfluss nicht zu stören, wurde bei Patienten und Berufsbezeichnungen die grammatikalisch maskuline Form gewählt. Selbstverständlich sind in diesen Fällen immer Frauen und Männer gemeint.

Planung: Ines Mergenhagen, München
Lektorat: Hilke Dietrich, München
Redaktion: Gitta Wilke, Ahrensburg
Herstellung: Hildegard Graf, München
Grafik: Susanne Adler, Lübeck; Gerda Raichle, Ulm
Satz: abavo GmbH, Buchloe
Druck und Bindung: Legoprint, Lavis/Italien
Umschlaggestaltung: SpieszDesign, Neu-Ulm
Titelfotografie: Mauritius, München

ISBN-13: 978-3-437-45551-3
ISBN-10: 3-437-45551-6

Aktuelle Informationen finden Sie im Internet unter http://www.elsevier.de und http://www.elsevier.com

Autoren

Dr. Christoph Reuss, Jg. 1964, Medizinstudium und Promotion an den Universitäten Zürich, München und Freiburg.
1995–2001 Dozent an der Schule für Physiotherapie am Universitätsklinikum Freiburg.
Seit 2000 Facharzt für Gynäkologie und Geburtshilfe in Freiburg/Brsg.

Dr. Susanne Waldmann-Rex, Jg. 1966, Medizinstudium und Promotion an der Universität Essen.
1994–1999 Facharztausbildung an der Phillipps-Universität Marburg. Regelmäßige Unterrichtstätigkeit in der Kinderkrankenpflegeschule der Universität Marburg sowie der Hebammenlehranstalt der Universitätsfrauenklinik Marburg. Seit 1999 Fachärztin für Gynäkologie und Geburtshilfe.

Dr. Stephanie Friebel, Jahrgang 1975, Medizinstudium in Freiburg und Tampa (USA) und Promotion. Seit 2001 Assistenzärztin an der Universitäts-Frauenklinik Freiburg. Seit 2003 Dozentin an der Schule für Physiotherapie am Universitätsklinikum Freiburg.

Vorwort zur 2. Auflage

Für die Neuauflage dieses Buches sind zahlreiche Erweiterungen und Neubearbeitungen der einzelnen Kapitel notwendig geworden. Dies betrifft insbesondere die Endokrinologie mit den Kapiteln über die Empfängnisverhütung und die Sterilität und deren Behandlung. Neue Diagnostik und Behandlungsverfahren sind auch bei Senkungsbeschwerden und der Harninkontinenz zu verzeichnen.

Aber auch die anderen Kapitel wurden kritisch durchgesehen und erweitert und – wo nötig – dem Curriculum für die Ausbildung der Physiotherapeuten und Physiotherapeutinnen angepasst.

Es wurde dennoch darauf geachtet, den knappen und übersichtlichen Stil dieses Kompendiums zu bewahren, um somit eine gute Examensvorbereitung in der (meist kurzen) hierfür zur Verfügung stehenden Zeit zu ermöglichen.

Wir danken Frau Hilke Dietrich und Frau Ines Mergenhagen vom Elsevier Verlag für die stets entgegenkommende und geduldige Betreuung bei der Entstehung dieser zweiten Auflage.

Über Anregungen, Kritik und Verbesserungsvorschläge seitens der Leserschaft freuen wir uns jederzeit.

Christoph Reuss　　Susanne Waldmann-Rex　　Stefanie Friebel

Freiburg im Breisgau, im Juni 2006

Vorwort zur 1. Auflage

Während der Vorbereitung auf das Physiotherapieexamen stehen alle Prüfungskandidaten unter einem enormen Zeit- und Erfolgsdruck. In kurzer Zeit müssen große Stoffmengen in zahlreichen Fächern bewältigt werden. Die Lernenden geraten schnell in die Gefahr, den Überblick zu verlieren und klinisch relevante Fakten nicht mehr ausreichend scharf von Detail- und Spezialistenwissen zu differenzieren. Andererseits sind sie versucht, vermeintlich kleine Fächer wie die Frauenheilkunde und Geburtshilfe nur oberflächlich und ausschnitthaft zu lernen, um Zeit für die großen Fächer zu sparen. In dieser Situation soll das vorliegende Buch einen Ausweg bieten: In seinem Konzept legt es die Betonung auf klinisch wichtige Zusammenhänge und geht besonders auf die prüfungsrelevanten Themen ein.

Das vorliegende Buch kann und will kein großes Lehrbuch ersetzen: Die Leser sollen hiermit ausdrücklich aufgefordert sein, weitergehende Literatur zu studieren, ohne diese aber dank des neuen Buchs kurz vor der Prüfung durcharbeiten zu müssen.

Für die hilfreichen Anregungen und die intensive Betreuung seitens des Gustav Fischer Verlages danken wir Frau Elisa Imbery und Frau Heidrun Kneer.

Frau Sigrun Zühlke und Frau Maxi Jarling von Medienkontor Lübeck danken wir für den Satz des Buches.

Wir hoffen, dass das vorliegende Buch allen Physiotherapie- und MassageschülerInnen eine gute Hilfe im Unterricht und zur Prüfungsvorbereitung bieten wird und wünschen allen Examenskandidaten für die Prüfung und den weiteren Berufsweg alles Gute.

Dr. Christoph Reuss   Barbara Rüppel   Dr. Susanne Waldmann

Freiburg und Marburg, im Januar 1998

Wegweiser

Alle Bände aus der Gelben Reihe werden speziell für die Vorbereitung auf das Physiotherapieexamen erstellt. Die Auswahl der Themen richtet sich nach der Curriculum Empfehlung des ZVK e.V. und der Ausbildungs- und Prüfungsverordnung für Physiotherapeuten und Masseure. Neben der kurzen und übersichtlichen Darstellung des jeweiligen Faches haben wir gezielte Hilfen für das Lernen und Wiederholen erarbeitet:

- Die Sprache des Textes ist klar und leicht verständlich.
- Kurze Sätze und Stichworte in der Randleiste wiederholen wichtige Fakten und Definitionen aus dem Text.
- Zahlreiche Abbildungen erhöhen die Anschaulichkeit und das Verständnis von schwierigen Zusammenhängen.
- Übungsfragen am Ende der Abschnitte helfen Ihnen, das Verständnis des Gelesenen zu überprüfen. Die Antworten auf die Fragen finden Sie anhand der Ziffern (z.B. ❷) im Text.
- Hinweise auf die spezielle Physiotherapie stellen die Verbindung von der Krankheitslehre zur physiotherapeutischen Behandlung her.
- Wiederkehrende Symbole in der Randleiste erleichtern die Orientierung im Text:

! Merke Diese Kästen enthalten besonders wichtige Hinweise.

Physiotherapie

hebt die Hinweise zur physiotherapeutischen Behandlung hervor.

? Übungsfragen

kennzeichnet Übungsfragen am Ende der Kapitel

Das Lektorat Physiotherapie wünscht allen zukünftigen Physiotherapeuten und Masseuren viel Spaß und Erfolg beim Lernen mit der Gelben Reihe!

Abkürzungsverzeichnis

®	Handelsname
☞	Siehe (Verweis)
↑	Hoch, erhöht
↓	Tief, erniedrigt
→	Daraus folgt
A.	Arterie
AFP	a-Fetoprotein
AIDS	Aquired Immuno Deficiency Syndrom
BZ	Blutzucker
Ca	Karzinom
CCC	Cervix-Corpus-Cürettage
CEA	Carcino-Embryonales Antigen
CIN	Cervicale Intraepitheliale Neoplasie
CO_2	Kohlendioxid
CRP	C-Reaktives Protein
CT	Computertomogramm
CTG	Cardiotokogramm
E_3	Östriol
ET	Errechneter Geburtstermin
EKG	Elektrokardiogramm
EPH	Edema (Ödeme), Proteinurie, Hypertonie
FSH	Follikelstimulierendes Hormon
GnRH	Gonadotropin-Releasing-Hormon
HAH	Häm-Agglutinations-Hemmtest
Hb	Hämoglobin
HBsAg	Hepatitis B surface (Oberflächen-) Antigen
HCG	Humanes Chorion-Gonadotropin
HELLP	Hämolyse, Elevated Liverenzymes (erhöhte Leberwerte), Low Platelets (Thrombozytopenie)
HIV	Human Immunodeficiency Virus
HPV	Human Papilloma Virus
ICSI	Intrasytoplasmat. Spermien Injektion
IgG	Immunglobuline der Klasse G
IUI	intrautorine Insemination
IUP	Intrauterinpessar
IVF	In-vitro-Fertilisation
LGA	Large for Gestation Age
LH	Luteinisierendes Hormon
LJ	Lebensjahr
M.	Musculus oder Morbus
MRT	Magnet-Resonanz-Tomographie
N.	Nervus
NMR	Nuclear Magnetic Resonance (Kernspintomographie)
OGGT	Oraler Glukose-Toleranz-Test

p.c.	post conceptionem
Pap	Klassifikation der Zervixzytologie nach PAPANICOLAOU
PDA	Periduralanästhesie
pTNM	postoperativer lustopatholog. Befund
pH	pondus Hydrogenii (Potenz und Maß für Wasserstoffionenkonzentration)
p.m.	post menstruationem
Rh	Rhesus
Rö	Röntgen
RDS	Respiratory Distress Syndrome
SGA	Small for Gestation Age
Sono	Sonographie
SSL	Scheitel-Steiß-Länge
SSW	Schwangerschaftswoche
STD	Sexual transmitted disease
TNM	Tumor, Nodulus (Lymphknoten), Metastase – Stadieneinteilung maligner Tumoren
TPHA	Treponema-Pallidum-Häm-Agglutinationstest
TOT	Transobturator Tension-free tape
TVT	Tension free vaginal tape
V.	Vene
V.a.	Verdacht auf
VAIN	Vaginale intraepitheliale Neoplasie
VIN	Vulväre Intraepitheliale Neoplasie
Z.n.	Zustand nach

Bildnachweis

Die eckigen Klammern am Ende der Legendentexte unter den Abbildungen verweisen auf die Abbildungsquelle und die dazugehörigen Urheber.

B 105	K. Goerke, J. Steller, A. Valet: Klinikleitfaden Gynäkologie, 5. Aufl., Urban & Fischer Verlag, 2000
B 118	K. Goerke, A. Valet (Hrsg.): Gynäkologie und Geburtshilfe, 5. Aufl., Urban & Fischer Verlag, 2002
L 157	S. Adler, Lübeck
L 190	G. Raichle, Ulm

Inhaltsverzeichnis

1 Anatomie und Physiologie

1.1 Becken und Beckenboden

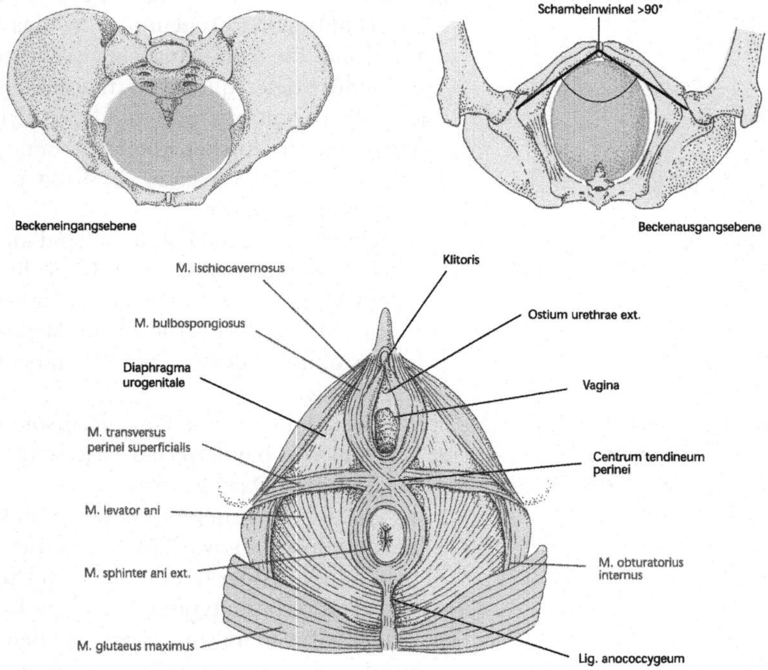

Abb. 1.1 Das weibliche Becken und der Beckenboden [L 190]

1.1.1 Becken

Im Gegensatz zum männlichen Becken ist der Beckeneingang größer und rund-oval, der Schambeinwinkel ist größer als 90°.

Das weibliche Becken (☞ Abb. 1.1) muss Geburten ermöglichen und unterscheidet sich deshalb vom männlichen Becken in seiner anatomischen Form:

- Das Becken ist flacher und leichter gebaut.
- Der Beckeneingang ist größer und rund-oval.
- Der Schambeinwinkel (Winkel zwischen beiden Schambeinbögen) ist größer als 90°; somit ist der Beckenausgang wesentlich weiter.

1.1.2 Beckenboden

Der Beckenboden ist eine Platte aus Muskeln und Bändern und in drei Schichten unterteilt:
- M. levator ani (Diaphragma pelvis)
- Diaphragma urogenitale
- Schließmuskelschicht

Der Beckenboden ist eine Platte aus Muskeln und Bändern, die den offenen knöchernen Beckenausgang abschließen und nur für den Urogenitaltrakt und den Enddarm eine Öffnung belassen. Gleichzeitig ermöglicht er durch seine Dehnbarkeit die Geburt eines Kindes.

❶ Die Muskeln und Faszien des Beckenbodens sind in 3 Schichten angeordnet (☞ Abb. 1.1) und bestehen – von innen nach außen – aus:
- dem **M. levator ani** (Afterhebemuskel), der bis auf einen vorderen symphysennahen Bereich trichterförmig den gesamten Beckenausgang auskleidet (Diaphragma pelvis),
- dem **Diaphragma urogenitale,** das das Schließmuskelsystem unterstützt und aus zwei Muskeln besteht: dem M. transversus perinei profundus (tiefer querer Dammmuskel), der sich zwischen beiden Schambeinästen erstreckt, und dem M. transversus perinei superficialis (oberflächlicher querer Dammmuskel), der die beiden Sitzbeinhöcker quer verspannt und mit dem Diaphragma urogenitale verflochten ist, sowie
- der **Schließmuskelschicht,** bestehend aus:
  - dem M. bulbospongiosus (Harnröhren-Schwellkörpermuskel),
  - dem M. sphincter ani externus (äußerer Afterschließmuskel) und
  - dem M. ischiocavernosus (Sitzbein-Schwellkörpermuskel), der links und rechts zwischen Schambeinast und Sitzbeinhöcker verspannt ist.

Verschiedene Bänder halten die inneren Geschlechtsorgane in ihrer Lage.

Zusätzlich sind die inneren Geschlechtsorgane im kleinen Becken durch eine Vielzahl von Bändern und Faserschichten im Beckenbindegewebe federnd gesichert. Dazu gehören das:
- Lig. ovarii proprium (vom Uterus zum Ovar)
- Lig. suspensorium ovarium (vom Ovar zur Beckenwand)
- Lig. rotundum oder teres uteri (vom Uterus zum Leistenkanal)
- Lig. sacrouterinum (vom Uterus zum Kreuzbein).

Der Bauchfellüberzug im lateralen Bereich des Uterus, das sog. **Lig. latum,** stellt kein Band dar, sondern ist mit seiner feuchten Oberfläche für eine gute Verschieblichkeit der Organe gegeneinander von Bedeutung.

1.2 Äußeres Genitale

Dammregion zwischen Schamspalte und After

❷ Zum äußeren Genitale (Vulva) gehören die **kleinen und großen Schamlippen** (Labien), der **Venushügel** (Mons pubis), der **Kitzler** (Klitoris) und der **Scheideneingang** (Introitus vaginae). Klitoris, Harnröhrenausgang und Vagina werden von den kleinen und großen Labien bedeckt. Sie sind nach vorne durch den Venushügel und nach hinten durch den Damm (Region zwischen Schamspalte und After) begrenzt.

1.3 Inneres Genitale

Adnexe: Eierstöcke und Eileiter

❷ Die inneren Genitalorgane (☞ Abb. 1.2) liegen geschützt im kleinen Becken. Zu ihnen gehören: **Eierstöcke** (Ovarien), **Eileiter** (Tuben), **Gebärmutter** (Uterus) und **Scheide** (Vagina). Eierstöcke und Eileiter bezeichnet man auch als Anhangsgebilde (Adnexe).

1.3.1 Vagina

Die Vagina ist ein 8–12 cm langer, elastischer Muskelschlauch und verbindet die Gebärmutter mit dem äußeren Genitale. Das Jungfernhäutchen (Hymen) verschließt die Scheide vor dem ersten Geschlechtsverkehr weitgehend (hierbei sind allerdings große interindividuelle Schwankungen zu beobachten).

Milchsäurebakterien in der Vagina schützen durch einen sauren pH-Wert vor aufsteigenden Infektionen.

❸ In der Scheide werden pro Tag ca. 3–5 ml Scheidenflüssigkeit gebildet. Diese besteht aus dem Drüsensekret des Gebärmutterhalses, dem Transsudat (ausgeschwitzter Flüssigkeit) der Scheidenwand, abgestoßenen vaginalen Epithelzellen und den Milchsäurebakterien. Die **Milchsäurebakterien** (DÖDERLEIN-Bakterien) garantieren in der Scheide einen sauren pH-Wert (4,0), der eine Schutzfunktion gegen eindringende Keime darstellt. Dieses **physiologische Scheidenmilieu** bildet einen Schutz vor Keimbesiedlung und aufsteigenden Infektionen.

Fehlbildungen

- Vagina septa
- Vaginalagenesie
- Vaginalatresie
- Hymenalatresie

Fehlbildungen der Vagina kommen als Vagina septa, bei der die Scheide durch ein bindegewebiges Septum in zwei Teile geteilt ist, oder als Vaginalagenesie vor, d.h. die Scheide ist gar nicht angelegt. Bei einer Atresie bleibt ein Hohlorgan oder eine Körperöffnung verschlossen. Mögliche Formen sind die Vaginal- und Hymenalatresie. Diese Fehlbildungen werden meist erst dann festgestellt, wenn sich bei der ersten Regelblutung das Blut davor staut.

1.3.2 Uterus

Anteile des Uterus:
- Corpus uteri
- Cervix uteri mit Zervikalkanal und Portio

Die Gebärmutter (Uterus) ist ein birnenförmiges, etwa 8,5 cm langes Organ, das in zwei Abschnitte unterteilt wird:

- **Gebärmutterkörper** (Corpus uteri), der aus kräftiger Muskulatur besteht. Die Oberkante des Gebärmutterkörpers wird Fundus genannt.
- **Gebärmutterhals** (Cervix uteri), der aus straffem Bindegewebe und glatter Muskulatur besteht. Der **Gebärmutterhalskanal** (Zervikalkanal) führt zum **äußeren Muttermund** (Portio), dem unteren Abschluss der Zervix.

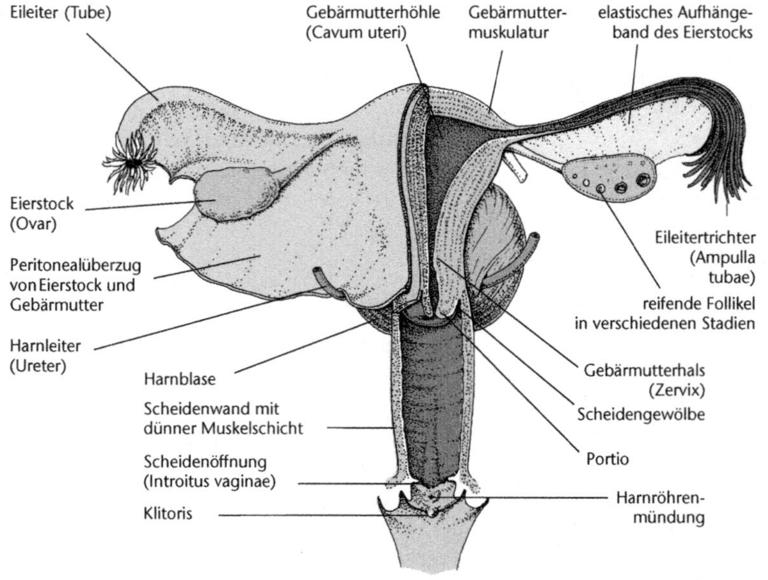

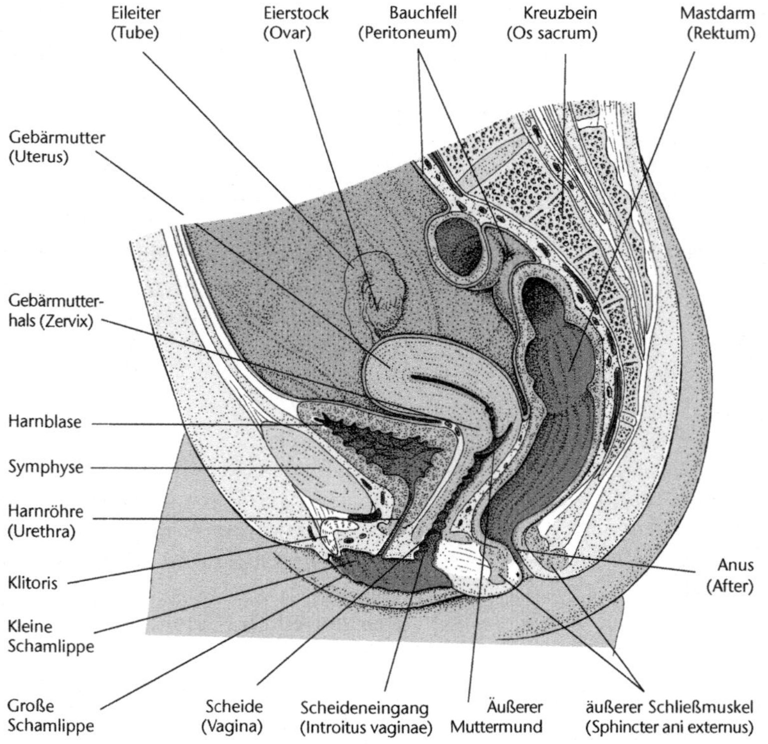

Abb. 1.2 Die inneren Genitalorgane, Ansicht von hinten und Sagittalansicht [L190]

Zervikaler Schleimpfropf als zusätzlicher Schutz vor aufsteigenden Infektionen.

Drei Wandschichten:
- Perimetrium
- Myometrium
- Endometrium

❹ Durch einen Pfropf aus zähem Schleim ist der Gebärmutterhals verschlossen, so dass die Gebärmutter vor **aufsteigenden Infektionen** geschützt ist. Während der fruchtbaren Tage verflüssigt sich dieser Schleim, und der Zervikalkanal öffnet sich um wenige Millimeter.
Die Wand der Gebärmutter besteht aus drei Schichten (von außen nach innen):
- **Bauchfellüberzug** (Perimetrium)
- **glatte Muskulatur** (Myometrium)
- **Gebärmutterschleimhaut** (Endometrium), welche die **Gebärmutterhöhle** (Cavum uteri) auskleidet.

Fehlbildungen

- Uterus subseptus
- Uterus septus
- Uterus bicornis
- Uterus duplex

Fehlbildungen des Uterus sind relativ selten. Zwischenwände (Septen) können nur Teile (Uterus subseptus) oder den gesamten Uterus (Uterus septus) unterteilen. Beim Uterus bicornis sind zwei Uterushörner vorhanden. Ist der Uterus doppelt angelegt, spricht man von einem Uterus duplex.

1.3.3 Tuben

Der Fimbrientrichter nimmt das Ei nach dem Eisprung auf.

Die Tuben sind paarig angelegt und nehmen über den **Fimbrientrichter** (Eileitertrichter: Ampulla tubae) das Ei nach dem Eisprung auf. Durch den Fimbrientrichter besteht eine freie Verbindung zur Bauchhöhle. Die Wand der Eileiter besteht aus einer stark gefältelten Schleimhaut und einer dünnen Muskelschicht, die das Ei aktiv durch wellenartige Bewegungen in Richtung Gebärmutter transportiert.

1.3.4 Ovarien

Produktionsort von Östrogen und Gestagenen

Reifung der Eizelle

Die Ovarien sind ebenfalls paarig angelegt und durch Bänder am seitlichen Rand des kleinen Beckens aufgehängt. In den Eierstöcken werden die weiblichen Geschlechtshormone **Östrogen** und Gestagen produziert, und befruchtungsfähige Eizellen reifen heran.

Oogenese

Die **Oogenese** (Eizellbildung) verläuft über verschiedene Follikelstadien. Follikel sind kleine Bläschen, in denen die Eizelle heranreift.
- **Primärfollikel:** Bei der Geburt sind ca. 400 000 Follikel vorhanden. Es sind mit einschichtigem Epithel umgebene ruhende Oozyten.
- **Sekundärfollikel:** Eizelle mit mehrschichtigem Epithel
- **Tertiärfollikel:** Follikel, der das reife Ei enthält.

Der GRAAF-Follikel wird nach dem Eisprung zum Corpus luteum, das Progesteron produziert.

Die Sekundär- und Tertiärfollikel produzieren Östrogene, die die Gebärmutterschleimhaut zum Wachstum anregen.
Jeden Monat reift ein Ei über die Stadien des Sekundär- und Tertiärfollikels zum **GRAAF-Follikel** heran, aus dem das Ei springt. Der leere GRAAF-Follikel wandelt sich nach dem Eisprung zum **Gelbkörper** (Corpus luteum) um, der bis zum Eintritt der Regelblutung das sog. Gelbkörperhormon Progesteron bildet.

1.4 Mamma

Im Gegensatz zu den inneren und äußeren Genitalien, die als primäre Geschlechtsmerkmale bezeichnet werden, gehört die Brust zu den **sekundären Geschlechtsmerkmalen,** da sie sich erst in der Pubertät ausbildet.

Die Brust besteht aus ca. 15–20 Drüsenlappen, die durch Fettgewebe voneinander getrennt sind. Die einzelnen Lappen unterteilen sich in Läppchen, die sich baumartig in Milchbläschen verzweigen. Jeder Lappen mit seinem Ausführungsgang mündet in der **Mamille** (Brustwarze).

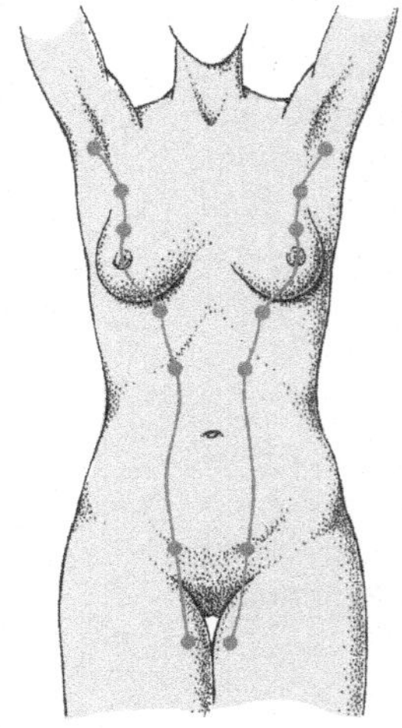

Abb. 1.3 Polythelie [L 190]

Fehlbildungen

In der Milchleiste können sowohl zusätzliche Brustwarzen (Polythelie, ☞ Abb. 1.3) als auch zusätzliche Brüste (Polymastie) auftreten. Ebenso können die Brustwarzen (Athelie) oder die gesamte Brust (Amastie) fehlen.

? Übungsfragen

1. Aus welchen Muskeln besteht der Beckenboden, und in welche Schichten ist er aufgeteilt?
2. Welche Organe gehören zu den inneren, welche zu den äußeren Geschlechtsorganen der Frau?
3. Welche physiologischen Schutzmechanismen gibt es in der Vagina, die vor Infektionen schützen?

1.5 Weibliche Geschlechtshormone

1.5.1 Glandotrope Hormone (Gonadotropine)

Der Hypothalamus reguliert die Ausschüttung von LH und FSH.
- FSH regt Eierstöcke zur Östrogenbildung an → Eizelle reift.
- LH bewirkt mit FSH den Eisprung und die Umwandlung des GRAAF-Follikels in den Gelbkörper.
- Prolaktin stimuliert das Brustwachstum und die Milchbildung.
- Oxytocin verstärkt die Wehen und fördert den Milchfluss.

Glandotrope Hormone wirken auf die Drüsen des Körpers. Das **Gonadotropin-Releasing-Hormon** (GnRH) aus dem Hypothalamus reguliert die Ausschüttung der glandotropen Hormone FSH und LH, die von der Hypophyse ausgeschüttet werden und die Ovarien zur Hormonproduktion anregen:
- Das **follikelstimulierende Hormon** (FSH) wird besonders am Zyklusanfang ausgeschüttet. Es regt die Eierstöcke zur Östrogenbildung an und bewirkt die Reifung der Eizelle zum sprungreifen Follikel.
- Das **luteinisierende Hormon** (LH) wird vor allem in der Zyklusmitte ausgeschüttet. Es bewirkt zusammen mit dem FSH den Eisprung und die Umwandlung des GRAAF-Follikels in den Gelbkörper.
- Das **Prolaktin** stimuliert das Brustwachstum und die Milchproduktion. Es wird durch den Saugreiz beim Stillen vermehrt gebildet.
- Das **Oxytocin** verstärkt während der Geburt die Wehen und beim Stillen die Entleerung der Milchbläschen. Ausgeschüttet wird es u.a. bei der Geburt und den Saugreiz beim Stillen.

1.5.2 Geschlechtshormone

LH, FSH und Prolaktin steuern die Ausschüttung der Geschlechtshormone.

Die Geschlechtshormone werden von den Keimdrüsen direkt gebildet und steuern die Keimdrüsenfunktion. Ihre Menge wird durch LH, FSH und Prolaktin reguliert.

Östrogene

Östrogen bereitet den Körper auf eine Schwangerschaft vor.

Bildung von Östrogenen:
- Ovar
- Eizelle
- Plazenta
- Nebennierenrinde

❶ **Östrogene** (griech. *oistros*, Brunft) werden besonders in der ersten Zyklushälfte ausgeschüttet. Die Östrogene werden neben dem Ovar auch noch von den Eizellen, der Plazenta und der Nebennierenrinde gebildet. Sie wirken nicht nur auf die Geschlechtsorgane, sondern auch auf andere Organe:
- Wirkung auf die Geschlechtsorgane:
  - Wiederaufbau der Gebärmutterschleimhaut nach der Menstruation
  - Weitstellung der Zervix
  - Förderung der Eileiterbeweglichkeit
  - Verflüssigung des Zervixschleims, um den Spermiendurchtritt zu erleichtern
  - Förderung von Brustentwicklung und Brustwachstum.
- Wirkung auf andere Organe:
  - Förderung des Knochenaufbaus
  - Anstieg der Fette im Blut
  - Steigerung des Sexualtriebes (Libido)
  - Vermehrte Wassereinlagerung in das Gewebe (Ödeme)
  - Erweiterung der Gefäße.

Progesteron ist das Schutzhormon der Schwangerschaft.

Bildung von Progesteron:
- Gelbkörper
- Plazenta
- Nebennierenrinde

Progesteron

❷ **Progesteron,** ein Gestagen, wird besonders in der zweiten Zyklushälfte vom **Gelbkörper** sezerniert. Daneben produzieren auch die Plazenta (☞ 10.3.1) und die Nebennierenrinde Progesteron.

- Wirkung auf die Geschlechtsorgane:
  - Vorbereitung der Gebärmutterschleimhaut für die Aufnahme des Eis (☞ 10.2.4)
  - Engstellen der Zervix
  - Erhalten einer Schwangerschaft, sog. **Schutzhormon der Schwangerschaft**
  - Entwicklung des Milchgangsystems der Brust.
- Wirkung auf andere Organe:
  - Abfall der Fette im Blut
  - Erhöhung der Körpertemperatur um ca. 0,5 °C
  - Erweiterung der Gefäße.

Wird zu viel Testosteron produziert, kommt es zur „Vermännlichung" der Frau.

Androgene

Testosteron ist das wichtigste Androgen (männliches Sexualhormon). Bei der Frau werden nur ganz geringe Mengen in der Nebennierenrinde gebildet. Eine Hyperandrogenämie ist eine Erkrankung, bei der die Frau zu viele Androgene besitzt, wodurch es dann zu ihrer „Vermännlichung" (Virilisierung) des Aussehens kommt, z.B. durch verstärkten Bartwuchs.

1.6 Menstruationszyklus

Zykluslänge im Mittel 28 Tage

Vier Phasen des Menstruationszyklus:
- Menstruation
- Proliferationsphase mit Ovulation
- Sekretionsphase
- Ischämische Phase

❸ Bei der geschlechtsreifen Frau kommt es monatlich zu zyklischen Veränderungen der Geschlechtsorgane.

Der Menstruationszyklus dauert im Mittel 28 Tage (normal sind 25–31 Tage). Dabei entstehen ein befruchtungsfähiges Ei und optimale Bedingungen für dessen Einnistung im Uterus.

Der Menstruationszyklus wird in vier Phasen unterteilt (☞ Abb. 1.4):

- **Menstruation** (Regelblutung): 1.–4. Tag; hierbei wird die obere Zelllage der Gebärmutterschleimhaut, die Funktionalis, abgestoßen.
- **Proliferationsphase** (Aufbauphase): 5.–14. Tag; die Gebärmutterschleimhaut wird durch Östrogene zum Neuaufbau angeregt. Außerdem reift durch die Wirkung des FSH ein Follikel.
- ❹ **Ovulation** (Eisprung): Durch den FSH- und LH-Anstieg kommt es 14 Tage vor der Menstruation zum Eisprung. Aus dem Restfollikel entwickelt sich der **Gelbkörper** (Corpus luteum).
- **Sekretionsphase:** 15.–28. Tag; durch das vom Gelbkörper gebildete Progesteron kommt es in dieser Phase zur Ausstattung der Gebärmutterschleimhaut mit Drüsen und Nährstoffen, um den Uterus auf eine Schwangerschaft vorzubereiten. Da das Corpus luteum nur eine Lebensdauer von 14 Tagen hat, ist diese Zyklusphase in ihrer Länge konstant.

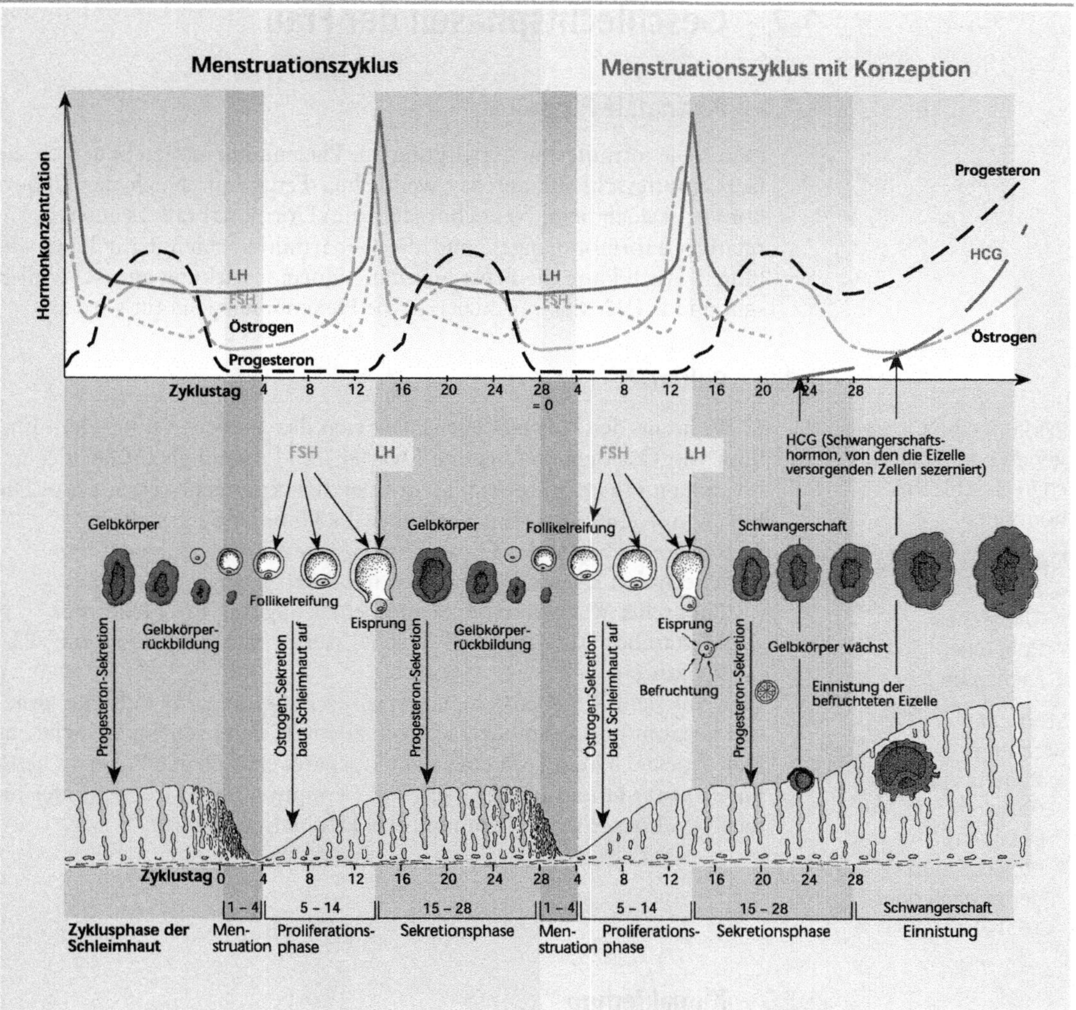

Abb. 1.4 Menstruationszyklus [L 190]

- ❺ **Ischämische Phase:** Sie dauert nur wenige Stunden. Durch die abfallende Progesteronwirkung kommt es zu Durchblutungsstörungen der Funktionalis, so dass diese schließlich abstirbt und abgestoßen wird. Es kommt zur Menstruation (als Hormonentzugsblutung), der ersten Phase des Zyklus.

Prämenstruelles Syndrom

Körperliche und psychische Beschwerden in der zweiten Zyklushälfte

In der zweiten Zyklushälfte kommt es manchmal zu körperlichen und psychischen Beschwerden wie Wassereinlagerung (Ödembildung), Brustspannen, Kopfschmerzen (bis hin zur Migräne), Neigung zu Depressionen oder erhöhter Reizbarkeit. Das Auftreten dieser Symptome wird als Prämenstruelles Syndrom bezeichnet. Die Ursache dieser Störung ist bislang nicht geklärt. Die Therapie muss sich an den Symptomen orientieren.

1.7 Geschlechtsphasen der Frau

1.7.1 Postnatale Phase

Durch die intrauterine Versorgung mit Plazentahormonen baut sich die Gebärmutterschleimhaut des weiblichen Fetus auf. Nach der Geburt kommt es auch beim Neugeborenen zum Hormonabfall; es entsteht ein relativer Hormonmangel, und die Gebärmutterschleimhaut kann abbluten. Auch kann die Brust durch die Hormonwirkung angeschwollen sein und u.U. Milch produzieren, die **Hexenmilch** genannt wird.

1.7.2 Pubertät

Wirkung von Östrogenen und männlichen Geschlechtshormonen

Drei Phasen der Entwicklung:
- Thelarche
- Pubarche
- Menarche

Störungen der Entwicklung:
- Pubertas praecox (Pubertät vor dem 8. Lebensjahr)
- Pubertas tarda (Pubertät nach dem 16. Lebensjahr)

❻ Während der Pubertät entwickelt sich das Mädchen unter dem Einfluss von Östrogenen (aus den Ovarien) und männlichen Geschlechtshormonen (aus der Nebennierenrinde) zur geschlechtsreifen Frau. Die Hormonproduktion selbst wird über die Hypophyse gesteuert.
Es werden 3 Phasen des Entwicklungsprozesses unterschieden:
- **Thelarche:** Knospung der Brust mit 9–10 Jahren.
- **Pubarche:** Wachstum der Schambehaarung mit 10–11 Jahren.
- **Menarche:** Auftreten der ersten Menstruationsblutung mit 12–13 Jahren.

Eine vor dem 8. Lebensjahr einsetzende Pubertät wird **Pubertas praecox** genannt und kann hormonproduzierende Tumoren zur Ursache haben. Eine nach dem 16. Lebensjahr verspätet einsetzende Pubertät heißt **Pubertas tarda** und beruht meist auf hypophysären Störungen oder intensivem körperlichen Training beim Hochleistungssport.

1.7.3 Klimakterium

Stadien des Klimakteriums:
- Prämenopause
- Menopause
- Postmenopause

Das **Klimakterium** (Wechseljahre) ist ein physiologischer Alterungsprozess zwischen dem 40.–60. Lebensjahr der Frau. Durch den langsamen Funktionsverlust von Hypophyse und Ovarien nimmt die Menge der gebildeten Östrogene ab, und es kommt zu typischen Veränderungen.
Das Klimakterium verläuft in verschiedenen Stadien: Der Zeitraum vor der letzten Menstruation wird **Prämenopause** genannt. Die letzte reguläre Menstruation heißt **Menopause** und der Zeitraum danach **Postmenopause.**

Die veränderte Hormonlage führt zu:
- Blutungsunregelmäßigkeiten
- Hautatrophie
- Osteoporose
- Zunahme von Herz-Kreislauf-Erkrankungen
- psychischen Verstimmungen

Veränderungen

❼ Im Klimakterium treten durch die veränderte Hormonlage Blutungsunregelmäßigkeiten sowie vegetative, psychische und körperliche Veränderungen auf. Diese sind von Frau zu Frau sehr unterschiedlich ausgeprägt und können Krankheitswert erreichen:

- Körperliche Veränderungen:
  - Rückbildung (Involution) der Geschlechtsorgane: Uterus und Ovarien werden kleiner.
  - Zunehmende Hautatrophie
  - Schwund der festen Knochenmasse und Vergrößerung des Markraumes der Knochen: **Osteoporose**
  - Zunahme der Herz-Kreislauf-Erkrankungen (Bluthochdruck, Gefäßverkalkung).
- Vegetative Veränderungen wie Hitzewallungen, Schweißausbrüche, Herzklopfen, Nervosität, Schlafstörungen und Leistungsverminderung.
- Psychische Veränderungen, z.B. Antriebsarmut und Neigung zu Depressionen, erhöhte Reizbarkeit und Empfindsamkeit.

Therapie

Bei ausgeprägten Beschwerden oder zur Prophylaxe einer Osteoporose können Östrogen- oder Gestagenpräparate gegeben werden. Hierzu steht eine große Auswahl an Tabletten, Pflastern, Injektionslösungen, Hautgel und Salben zur Verfügung. Das entsprechende Präparat muss individuell den Problemen und der Situation der Frau angepasst werden. Bei starken psychischen Beschwerden können zusätzlich stimmungsaufhellende Medikamente zur Anwendung kommen (z.B. Johanniskrautpräparate, Psychopharmaka).
Nicht verabreicht werden sollten Hormone bei hormonabhängigen Tumoren (evtl. Mamma-Ca), ausgeprägter Thromboseneigung, starkem Rauchen.

! Merke

Da Patientinnen mit Osteoporose frakturgefährdet sind, ist bei der physiotherapeutischen Behandlung auf eine adäquate Dosierung und Grifftechnik zu achten. Außerdem sollen die Patientinnen frühzeitig mobilisiert werden und motiviert werden, sich ausreichend zu bewegen. Dies unterstützt den Knochenstoffwechsel und wirkt damit einem weiteren Knochenabbau entgegen.

1.7.4 Postmenopause und Senium

Postmenopausenblutungen müssen immer abgeklärt werden.

Zwischen dem 60.–65. Lebensjahr endet das Klimakterium und der Lebensabschnitt des **Seniums** (Greisenalter) beginnt. Durch den Östrogenmangel sind die Schrumpfungserscheinungen im Genitalbereich ausgeprägt. Die vegetativen und psychischen Veränderungen des Klimakteriums bestehen nur selten weiter. Jede Blutung im Senium, eine Postmenopausenblutung, ist karzinomverdächtig und muss sofort abgeklärt werden.

1.8 Weibliche Sexualität

1.8.1 Sexueller Reaktionszyklus

Einteilung des Reaktionszyklus nach Masters und Johnson

Der sexuelle Reaktionszyklus wird nach Masters und Johnson in vier Phasen eingeteilt (☞ Tab. 1.1).

Tab. 1.1 Sexueller Reaktionszyklus nach Masters und Johnson

Phase	Merkmale
Erregungsphase	• Feuchtwerden der Scheide • Erektion von Klitoris und Mamillen • Anschwellen der Labia majora • Verlängerung der Scheide • Puls ↑, RR ↑, Atemfrequenz ↑
Plateauphase	• Anschwellen des unteren Scheidendrittels • Hautrötung • unwillkürliche Koitusbewegungen
Orgasmusphase	• unwillkürliche, rhythmische Muskelkontraktionen (3–12) der Scheide
Entspannungs- oder Rückbildungsphase	• Erektion der Brustwarzen und der Klitoris gehen zurück • Scheidenmanschette entspannt sich • vermehrte Schweißproduktion • Puls, Blutdruck und Atemfrequenz gehen auf Normalwerte zurück

1.8.2 Sexuelle Störungen

Sexuelle Störungen können sowohl körperlich als auch psychisch bedingt sein.

Libido- und Orgasmusstörungen

Libidostörungen: reduziertes bis fehlendes sexuelles Verlangen

Libido- und Orgasmusstörungen gehören zu den häufigsten sexuellen Störungen bei der Frau. Die **Libidostörungen** reichen dabei vom reduzierten Verlangen bis zum völligen Verlust der Libido. Bei der **Anorgasmie** bleibt die Orgasmusphase trotz normaler Libido aus.
Folgende Ursachen können diese Störungen hervorrufen:

- eigene psychische Hemmung, z.B. erziehungsbedingte Ablehnung von Sexualität, psychosexuelles Trauma (etwa nach sexuellem Missbrauch), Angst vor ungewollter Schwangerschaft, psychische Erkrankung (z.B. Depression)
- gestörte Partnerbeziehung
- Schmerzen bei der Kohabitation, z.B. durch Entzündungen oder vorausgegangene Operationen
- systemische Erkrankungen, z.B. Diabetes mellitus, Hypothyreose
- Medikamente, z.B. manche Psychopharmaka.

Therapie

Wenn möglich sollte die Ursache beseitigt werden. Meist überwiegt jedoch die psychische Komponente, so dass eine Sexual-, Verhaltens- oder Paartherapie angezeigt ist.

Dyspareunie

Dyspareunie: Schmerzen beim Koitus

Unter **Dyspareunie** versteht man Schmerzen beim intravaginalen Geschlechtsverkehr. Verwachsungen und Narben nach Operationen, Entzündungen oder eine Atrophie der Genitalien im Alter können genauso wie Endometriose die Ursache für Dyspareunie sein.
Die Therapie richtet sich nach der zu Grunde liegenden Erkrankung.

Vaginismus

Vaginismus: spastische Kontraktionen des Beckenbodens mit Verschluss der Scheide

Beim **Vaginismus** (Scheidenkrampf) kommt es durch psychische Reflexe zu einer Abwehrreaktion der Beckenbodenmuskulatur mit spastischen Kontraktionen, wodurch es zum Verschluss des Scheideneingangs kommt. Ein Eindringen des Penis in die Scheide ist nicht mehr möglich. Meistens liegt dem Vaginismus ein psychisches Trauma zu Grunde, z.B. Vergewaltigung, Sexualität tabuisierender Erziehungsstil, Verletzungsangst nach Geburten oder Operationen.
Eine Verhaltens- oder Psychotherapie kombiniert mit systematischen Dehnübungen, die die Patientin selbst durchführt, können eine Besserung erzielen.

? Übungsfragen

1. Wie wirken Östrogene auf den weiblichen Organismus?
2. Wie wirken Gestagene auf den weiblichen Organismus?
3. In welche Phasen wird der Menstruationszyklus unterteilt?
4. Welche Hormone sind am Eisprung beteiligt; wann entwickelt sich das Corpus luteum?
5. Wie kommt es zur Menstruationsblutung?
6. Welche Veränderungen der sekundären Geschlechtsorgane vollziehen sich während der Pubertät?
7. Welche Veränderungen treten im Klimakterium auf?

2 Gynäkologische Untersuchungsmethoden

Patientin informieren, Harnblase entleeren

Vor jeder gynäkologischen Untersuchung wird die Patientin über den Ablauf der geplanten Untersuchung informiert und aufgefordert, die Harnblase zu entleeren. Aus rechtlichen Gründen wird die Anwesenheit einer (weiblichen) Pflegeperson bei der gynäkologischen Untersuchung empfohlen.

2.1 Lagerung

Steinschnittlagerung beseitigt Lendenlordose, entspannt die Bauchdecke

❶ Die Lagerung auf dem Gynäkologischen Stuhl wird als **Steinschnittlagerung** bezeichnet, da früher in dieser Lagerung Blasensteinoperationen durchgeführt wurden (☞ Abb. 2.1).
Die Steinschnittlagerung ist eine Lagerung auf dem Rücken, wobei Hüfte und Knie stark angewinkelt und Oberschenkel leicht nach außen rotiert sind. Dadurch wird die Lendenlordose (physiologische Krümmung der Lendenwirbelsäule nach vorne) beseitigt und die Abwehrspannung der Bauchdecken vermindert.

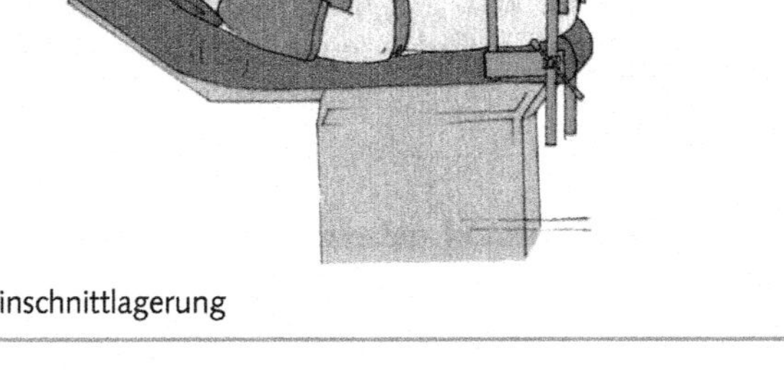

Abb. 2.1 Steinschnittlagerung

2.2 Inspektion

2.2.1 Inspektion und Palpation des Bauches sowie der Leistenregion

Inspektion bedeutet Anschauen. Narben im Bereich des Bauches geben Hinweise auf Operationen, die Beschwerden verursachen können. Vorwölbungen können Zeichen eines Leistenbruches oder sehr großer Tumoren sein.

Palpation bedeutet Abtasten. Entsteht bei der Palpation ein Druckschmerz, z.B. der Eierstöcke, deutet das auf entzündliche Erkrankungen hin. Gleichzeitig werden die Leistenlymphknoten auf Vergrößerungen hin abgetastet.

2.2.2 Inspektion des äußeren Genitales

- Behaarungstyp
- Rötungen
- Schwellungen
- Kratzspuren

Bei der Inspektion des äußeren Genitales wird der Behaarungstyp beurteilt. So ist bei einem Überschuss an männlichen Geschlechtshormonen ein männliches Behaarungsmuster festzustellen (Hirsutismus). Gleichzeitig wird auf Rötungen, Schwellungen sowie Kratzspuren geachtet, die erste Hinweise auf Entzündungen, Verletzungen oder Lausbefall sein können.

2.3 Spekulumuntersuchung

Entenschnabelspekulum oder geteiltes Spekulum, um Scheide und Muttermund beurteilen zu können

Der Name Spekulum (Spiegel) ist irreführend. Ein **Spekulum** ist ein metallenes röhrenförmiges Instrument, um Einsicht in Körperöffnungen zu bekommen. Für die gynäkologische Untersuchung wird entweder ein **Entenschnabelspekulum** oder ein **zweigeteiltes Spekulum** verwendet. Beide Arten sind in verschiedenen Größen vorhanden. Das Entenschnabelspekulum kann nach Einführen in die Scheide so fixiert werden, dass der Arzt beide Hände frei hat. Beim geteilten Spekulum benötigt er z.B. bei einem Abstrich direkte Assistenz.

Nach dem Spreizen der Schamlippen mit den Fingern wird das hintere, rinnenförmige Spekulum des geteilten Spekulums vorsichtig in die Scheide eingeführt. Der Scheideneingang wird dadurch etwas geöffnet und das vordere, plattenförmige Spekulum kann eingeführt werden. Die Scheide und der Muttermund können jetzt betrachtet und Abstriche leicht entnommen werden.

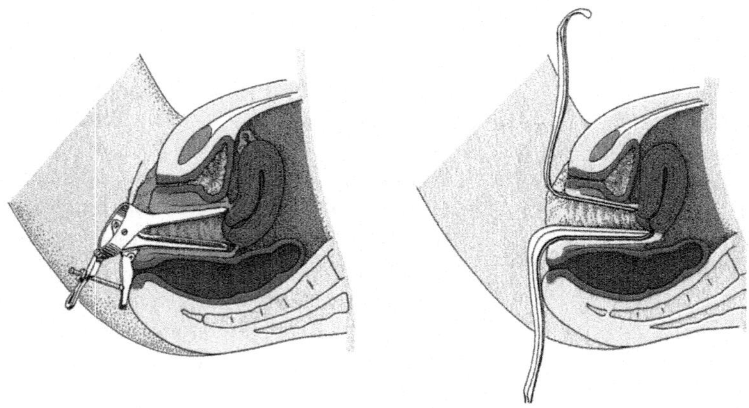

Abb. 2.2 Entenschnabelspekulum und zweigeteiltes Spekulum

2.4 Kolposkopie

- Vergrößerte Betrachtung des Gebärmutterhalses
- Essigsäureprobe: Verändertes Epithel wird weiß
- SCHILLER-Jodprobe: Zylinderepithel und auffällige Zellen färben sich nicht an.

Für die genaue Beurteilung der Schleimhaut der Portio (Gebärmuttermund) und Scheide kann während einer Spekulumuntersuchung ein sog. **Kolposkop** (Vergrößerungsglas) verwendet werden. Durch die 6–40fache Vergrößerung kann das Epithel besser beurteilt werden. Die Oberfläche des Gebärmuttermundes wird dabei zuerst nativ, d.h. im natürlichen Zustand (unbehandelt), betrachtet. Durch Aufbringen bestimmter Lösungen können Zellen differenzierter betrachtet werden: Bei der **Essigsäureprobe** wird die Portio mit Essigsäure betupft. Verändertes Plattenepithel färbt sich dabei weiß. Bei der **SCHILLER-Jodprobe** werden die Zellen mit Jod betupft, wobei sich normales Plattenepithel braun, Zylinderepithel und Karzinomzellen jedoch nicht anfärben.

2.5 Abstriche

2.5.1 Bakteriologische Abstriche

Bei Verdacht auf Infektionen wird mit einem sterilen Tupfer Sekret aus der Scheide entnommen und in ein dafür vorgesehenes Röhrchen mit Nährboden gegeben. Die weitere Untersuchung erfolgt dann im Labor. Einige Erreger lassen sich auch sofort im **Nativpräparat** oder mit dem **Amintest** nachweisen.

Im **Nativpräparat** (bakteriologischer Abstrich) können Bakterien, Pilze und Trichomonaden sofort erkannt werden.

Amintest mit 10%iger-Kalilauge: Typischer Fischgeruch bei Infektionen mit Haemophilus vaginalis

❷ Ein **Nativpräparat** ist ein nicht gefärbtes oder fixiertes mikroskopisches Präparat. Dazu wird Sekret auf einem Objektträger ausgestrichen, z.B. vom entfernten Spekulum aus der Scheide. Anschließend wird ein Tropfen 0,9%ige Kochsalzlösung hinzugegeben und das Präparat mit einem Deckgläschen abgedeckt. Bakterien, Hefepilze und Trichomonaden sind jetzt unter dem Mikroskop sichtbar. Verbessert werden kann die Untersuchung durch Anfärben mit Methylenblau.
Beim **Amintest** beträufelt man das ausgestrichene Sekret mit 10%iger Kalilauge. Bei Infektionen mit Haemophilus vaginalis entsteht ein typischer Fischgeruch.

2.5.2 Zytologische Abstriche

Zytologische Abstriche von Gebärmutterhals und Gebärmuttermund gehören zur Krebsvorsorgeuntersuchung.

Klassifizierung nach PAPANICOLAOU.

Zytologische Abstriche vom Gebärmutterhals gehören zur routinemäßigen **Krebsvorsorgeuntersuchung** (☞ 2.7). Mit je einem Holzspatel (oder Wattetupfer) und einer kleinen Bürste werden Abstriche von der Portio (Gebärmuttermund) und aus dem Zervixkanal (Gebärmutterhalskanal) entnommen. Die Tupfer werden auf Objektträger ausgestrichen und sofort mit 96%igem Äther-Alkohol oder einem Spray behandelt, um die Zellen zu fixieren und sie vor Austrocknung zu schützen. Im Labor werden die Abstriche nach PAPANICOLAOU (griechisch-amerikanischer Mediziner) gefärbt und klassifiziert (☞ Tab. 2.1).

Tab. 2.1 Zervixzytologie nach PAPANICOLAOU

Pap	Befund
I	unverdächtiges Zellbild
II	unverdächtig, evtl. mit leichten Entzündungszeichen
II w	starke entzündliche Veränderung, Wiederholung anzuraten
III	zweifelhaft, schwere entzündliche oder degenerative Veränderung, Abstrich muss wiederholt werden
III D	V.a. leichte bis mittelgradige Dysplasie
IV a	V.a. schwere Dysplasie
IV b	V.a. Carcinoma in situ, invasives Ca nicht auszuschließen
V	V.a. invasives Ca

2.6 Untersuchung

2.6.1 Bimanuelle Untersuchung

Untersuchung der inneren Geschlechtsorgane auf:
- Größe
- Lage
- Form
- Konsistenz
- Beweglichkeit
- Druckschmerzhaftigkeit

Bei der bimanuellen (*bi:* zweifach, *manus:* Hand) Untersuchung werden Größe, Lage, Form, Konsistenz, Beweglichkeit und Druckschmerzhaftigkeit der inneren Geschlechtsorgane beurteilt (☞ Abb 2.3). Nach vorsichtigem Spreizen der Schamlippen wird zuerst ein Finger, wenn möglich danach noch ein zweiter Finger in die Scheide eingeführt (innere Hand). Die andere Hand (äußere Hand) nimmt durch die Bauchdecken Kontakt mit der inneren Hand auf und beurteilt so die Organe.

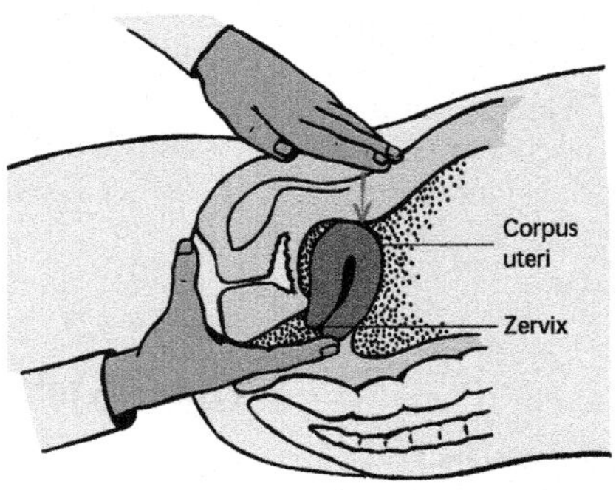

Abb. 2.3 Bimanuelle Untersuchung [L 190]

2.6.2 Rektale Untersuchung

Beurteilung der Hinterfläche des Uterus, der Kreuzbeinhöhle und rektaler Tumoren

Mit der rektalen Untersuchung können die Hinterfläche des Uterus, eine Senkung der hinteren Scheidenwand, die Kreuzbeinhöhle und rektale Tumoren beurteilt werden. Dazu zieht der Arzt über den Handschuh noch einen Fingerling, den er in ein Gleitmittel taucht. Vorsichtig führt er den Finger rektal ein. Dies geschieht unter Mitpressen der Patientin, wodurch die Spannung des Schließmuskels gelöst wird.

2.6.3 Ultraschalluntersuchung

Uterus, Endometrium, Ovarien und Tuben können nach Größe, Lage und Auffälligkeiten beurteilt werden.

❸ Die gynäkologische **Ultraschalluntersuchung** dient der Beurteilung der inneren Geschlechtsorgane. Dabei können Lage, Größe, Struktur des Uterus und die Höhe des Endometriums beurteilt oder auch eine bestehende Schwangerschaft erkannt werden. Bei den Ovarien achtet man auf Größe, Seitendifferenzen und Strukturauffälligkeiten wie Zysten und Follikel. Die Tuben können nur bei Verdickungen dargestellt werden. Jeder auffällige Befund muss in drei Ebenen ausgemessen und auf seine Abgrenzung zur Umgebung und Binnenstruktur genau untersucht werden.
Man unterscheidet zwei Formen der Ultraschalluntersuchung:
- Beim **abdominalen Ultraschall** wird der Schallkopf auf den Bauch gesetzt. Die volle Harnblase gilt hierbei als „Schallfenster" für die Beurteilung der inneren Geschlechtsorgane. Diese Methode wird bei Jungfrauen (Virgines) und älteren Frauen mit sehr enger Scheide angewandt. Vorteil dieser Methode ist die bessere Übersicht, da man große Befunde in ihrer Ausdehnung nach oben verfolgen kann. Nach-

teil ist das etwas schlechtere Bild, da die Harnblase nicht immer optimal voll ist, oder der Harn nicht gehalten werden kann. Bei adipösen Patienteinnen ist die Sicht und damit die Beurteilbarkeit eingeschränkt.

- Beim **vaginalen Ultraschall** wird der Schallkopf bei möglichst leerer Blase in die Scheide eingeführt. Die inneren Geschlechtsorgane können aus unmittelbarer Nähe betrachtet werden. Von Vorteil ist die bessere Auflösung, verbunden mit einem besseren Bild, unabhängig von der Stärke der Bauchdecken. Von Nachteil ist die eingeschränkte Übersicht.

2.7 Krebsvorsorge-Untersuchung

Jährliche Krebsvorsorge-Untersuchung ab dem 20. Lebensjahr
- Brust abtasten
- Zervixabstrich
- Abtasten der Gebärmutter und der Eierstöcke

Jede Frau ab dem 20. Lebensjahr sollte jährlich die von der Krankenkasse empfohlene Krebsvorsorge-Untersuchung wahrnehmen. Gerade beim Mammakarzinom (☞ 9.6) und beim Zervixkarzinom (☞ 7.3.3) ist das frühzeitige Erkennen für die erfolgreiche Therapie und Prognose von entscheidender Bedeutung.
Bei der Vorsorgeuntersuchung erfolgt eine Inspektion des äußeren Genitales, eine Spekulumuntersuchung mit zytologischem Abstrich von der Portio, ggf. mit Kolposkopie und eine Palpation von Uterus und Adnexen. Eine Vaginalsonographie ist hierbei sehr hilfreich (wird aber derzeit nicht von den Krankenkassen bezahlt). Eine rektale Untersuchung ist ab dem 45. Lebensjahr vorgesehen. Es schließt sich die Inspektion und Palpation der Brust an.

? Übungsfragen

1. Beschreiben Sie die Steinschnittlagerung und warum sie sinnvoll ist!
2. Wozu dient ein Nativpräparat, und welche Aussagen können daraus getroffen werden?
3. Welche Methoden des gynäkologischen Ultraschalls kennen Sie? Bei welcher Patientin ist welche Methode sinnvoll und warum?

3 Störungen des Menstruationszyklus

Störungen im Menstruationzyklus sind häufig und bedürfen einer genauen Abklärung. Änderungen im Blutungsverhalten oder das Fehlen bzw. Ausbleiben der Regelblutung sind die häufigsten Gründe, die die Patientin in ärztliche Behandlung führen.

3.1 Blutungsstörungen

Einteilung der Blutungsstörungen:
- Blutungsdauer
- Blutungsstärke
- Blutungshäufigkeit

❶ Die normale Menstruation wird **Eumenorrhoe** genannt. Blutungsstörungen werden eingeteilt in Störungen der Blutungsdauer, Blutungsstärke und Blutungshäufigkeit (☞ Tab. 3.1).

Tab. 3.1 Blutungsstörungen

Störungen der Blutungsdauer		
Menorrhagie	verlängerte Periodendauer	> 6 Tage
Brachymenorrhoe	verkürzte Periodendauer	< 3 Tage
Störungen der Blutungsstärke		
Hypermenorrhoe	verstärkte Periodenblutung	> 5 Vorlagen
Hypomenorrhoe	verminderte Periodenblutung	< 2 Vorlagen pro Tag
Spotting	Schmierblutung (prä-/postmenstruell oder mitzyklisch)	
Metrorrhagie	Zusatzblutung, außerhalb der Periode	
Störungen der Blutungshäufigkeit		
Polymenorrhoe	unregel- oder regelmäßig verkürzte Zyklen	Zyklus < 25 Tage
Oligomenorrhoe	stark verlängerte Zyklen	> 35 Tage
Amenorrhoe	keine Periodenblutung	> 3 Monate

Ursachen

Hormonell oder organisch bedingte Blutungsstörungen

Blutungsstörungen können hormonell (ovariell oder hypophysär) oder organisch (z.B. Myome, Tumoren) verursacht sein.

Diagnostik

Aufwändige Diagnostik notwendig, um Ursache der Blutungsstörung zu ergründen

- Genaue **Zyklusanamnese** mit Menarche und der genauen Beschreibung der Regelblutung
- Allgemeine **körperliche Untersuchung** unter besonderer Berücksichtigung der Geschlechtsmerkmale

- Messen der **Basaltemperatur** (☞ 4.1.2). Bei einem regelrechten (biphasischen) Zyklus steigt die Temperatur nach dem Eisprung um 0,5 °C an. Findet kein Eisprung statt, so kommt es nicht zum Temperaturanstieg.
- **Zytologische Untersuchung** der Zellen in der Scheide zur Beurteilung des Hormoneinflusses
- Untersuchung des **Zervixschleims**
- Hormontests zur **Abklärung der Reaktionsfähigkeit**, z.B. des Endometriums, auf externe Hormongaben
- Bestimmung der **Hormonwerte** im Blut entweder vor oder nach Gabe von Substanzen, die eine Hormonausschüttung bewirken
- Bei allen Blutungen nach der Menopause sollte zum Ausschluss einer bösartigen Erkrankung eine diagnostische fraktionierte **Ausschabung** (☞ 7.3.4) durchgeführt werden. Auch bei prämenopausalen Blutungsstörungen kann eine Auschabung indiziert sein, da man nicht nur Aussagen über die Histologie erhält, sondern evtl. Hormonstörungen diagnostizieren kann.
- Bei V.a. anatomische Störungen **Bauchspiegelung** zur Beurteilung der Geschlechtsorgane.

3.2 Amenorrhoe

Unterscheidung:
- Primäre Amenorrhoe
- Sekundäre Amenorrhoe

❷ Amenorrhoe bedeutet, dass keine Menstruationsblutung stattfindet. Zwei Formen werden unterschieden.

Primäre Amenorrhoe

Es hat noch nie eine Regelblutung stattgefunden. Ursachen sind angeborene oder erworbene Störungen aller am Menstruationszyklus beteiligten Organe. Besonders häufig ist das Ovar betroffen. Die Therapie besteht in der Gabe von Hormonen. Gegebenenfalls müssen atypische Genitalorgane wegen des hohen Entartungsrisikos entfernt werden.

Sekundäre Amenorrhoe

Trotz vorhandenem Menstruationszyklus bleibt die Periodenblutung für mehr als 3 Monate aus. Die Ursachen können sein:
- Menopause
- Schwangerschaft und Stillperiode
- Allgemeinerkrankungen
- psychischer Stress
- körperliche Anstrengung (Hochleistungssport)
- Untergewicht
- Chemotherapie bei Tumoren
- **Ovarialinsuffizienz** durch Störungen des Hypothalamus, der Hypophyse, der Nebennierenrinde und der Schilddrüse.

Bei ovariellen Funktionsstörungen werden Hormone gegeben. Ansonsten wird entsprechend der Ursache vorgegangen.

3.3 Dysmenorrhoe

Dysmenorrhoe: Menstruationsblutung mit krampfartigen Unterbauchschmerzen

❸ Eine mit krampfartigen Unterbauchschmerzen einhergehende Regelblutung wird als Dysmenorrhoe bezeichnet. Manchmal treten zusätzlich Übelkeit, Erbrechen und Kopfschmerzen bis hin zur Migräne auf.

Ursachen

Unterschiedliche Ursachen möglich

Die Ursachen können sehr unterschiedlich sein:

- Endometriose (☞ 7.3.2)
- Uterus: Fehlbildungen, Lage- und Formanomalien oder Myome (☞ 7.3.2)
- Störungen des Hormongleichgewichts
- psychische Faktoren (sehr häufig)
- Intrauterinpessar (☞ 4.3.3)
- Entzündungen
- Abflussbehinderungen durch einen zu engen Zervikalkanal.

Therapie

Therapie richtet sich nach der Ursache.

Die Therapie richtet sich nach der Ursache, d.h.:

- operative Korrektur von Lage- und Formanomalien sowie Missbildungen
- Gabe von Hormonen bei Störungen des Hormonhaushalts oder Endometriose
- Psychotherapie bei psychogener Dysmenorrhoe
- Behandlung von Entzündungen
- eventuell Entfernung der Spirale und Wechsel auf ein anderes Verhütungsmittel.

Ist eine kausale Therapie unmöglich oder ungenügend, muss symptomatisch mit Schmerzmitteln (Analgetika) und krampflösenden Medikamenten (Spasmolytika, z.B. Buscopan®) therapiert werden. Sport kann die Beschwerden ebenfalls lindern.

Physiotherapie

Schmerzlindernd wirken aktive und passive Maßnahmen (Heiße Rolle) sowie Wahrnehmungsschulung im Bereich des kleinen Beckens.

3.4 Sterilität

- Sterilität: Unfruchtbarkeit der Frau oder des Mannes
- Infertilität: Unfähigkeit, ein befruchtetes Ei bis zur Geburt auszutragen
- Sterile Ehe: Trotz regelmäßigem ungeschütztem Geschlechtsverkehr tritt innerhalb eines Jahres keine Schwangerschaft ein.

Ursache einer Sterilität ist meistens organbezogen. Am häufigsten ist die ovarbedingte Sterilität.

❹ Unter Sterilität versteht man Unfruchtbarkeit. Unabhängig davon, ob die Ursache bei dem Mann oder bei der Frau liegt, findet eine Konzeption (Befruchtung des Eis) nicht statt. Davon abzugrenzen ist die **Infertilität,** die Unfähigkeit eine Leibesfrucht auszutragen.
Von einer sterilen Ehe spricht man, wenn bei regelmäßigem Geschlechtsverkehr ohne Verhütungsmaßnahmen innerhalb von einem Jahr keine Schwangerschaft eintritt. Ungefähr jede 7. Ehe in Deutschland bleibt ungewollt kinderlos.
Die Ursachen liegen zu:

- 50% bei der Frau
- 30% beim Mann
- 20% bei beiden, oder die Ursache bleibt ungeklärt.

Ursachen

Die Ursachen der Sterilität bei der Frau sind meistens organbezogen:

- Bei der **ovariell bedingten Sterilität** durch Unter- oder Fehlfunktionen der Eierstöcke findet kein oder zu selten ein Eisprung statt. Sie ist mit ca. 35% die häufigste Ursache einer Sterilität.
- Die **tubar bedingte Sterilität** entsteht durch Verklebungen der Eileiter nach Entzündungen, durch Endometrioseherde (☞ 7.3.2) oder Motilitätsstörungen und ist in ca. 30% der Fälle die Ursache.
- Die **zervikal bedingte Sterilität** wird durch Vernarbungen des Zervikalkanales nach Operationen oder Entzündungen verursacht. Auch kommt die Bildung von Antikörpern gegen die Spermien vor oder eine Veränderung des Zervikalsekrets, durch das die Spermienwanderung erschwert ist. In ca. 17% ist sie die Ursache der Sterilität.
- Bei Uterusfehlbildungen, Uterusgeschwüren oder Störungen der Gebärmutterschleimhaut spricht man von **uterin bedingter Sterilität.** Sie ist in ca. 11% der Fälle die Ursache.
- Die **vaginal bedingte Sterilität** durch Entzündungen oder Fehlbildungen ist selten.
- **Psychische Ursachen** liegen in der Ablehnung der Mutterrolle, einem übersteigerten Kinderwunsch oder einer problematischen Partnerschaft.
- **Erkrankungen** wie Diabetes mellitus, Schilddrüsenerkrankungen, Anorexia nervosa, Tumoren der Hypophyse und besonders Alkoholismus, Nikotin-, Drogen- oder Medikamentenmissbrauch.

- Gynäkologische Untersuchung mit Abstrichen
- Messung der Basaltemperatur
- Hormontests
- Untersuchung des Zervixschleims
- Chromopertubation
- Hysteroskopie

Diagnostik

Für die gezielte Therapie sind die genaue Krankengeschichte des Ehepaars und insbesondere die Zyklusanamnese und Sexualanamnese von Bedeutung. Die nächsten Untersuchungen erfolgen, wenn die jeweils vorhergehende Untersuchung keine Klärung brachte, und zwar in dieser Reihenfolge:

- **Gynäkologische Untersuchung** mit zytologischen und mikrobiologischen Abstrichen
- **Spermiogramm** (Untersuchung der Spermien). Da diese Untersuchung relativ wenig belastend ist, sollte sie frühzeitig erfolgen, um der Frau weitere Untersuchungen zu ersparen.
- Messen der **Basaltemperatur** über mehrere Zyklen
- **Hormontests:** Durch von außen zugeführte Hormone lässt sich die Reaktionsfähigkeit der Gebärmutterschleimhaut überprüfen.
- **Untersuchung des Zervixschleims:** Durch verschiedenartige Testverfahren wird die Verträglichkeit der Spermien mit dem Zervixschleim überprüft.
- **Diagnostische Laparoskopie mit Chromopertubation:** Die Durchgängigkeit der Eileiter wird überprüft, indem über ein Sonde im Zervikalkanal Methylenblau mit Druck in die Uterushöhle geleitet wird. Bei Durchgängigkeit der Eileiter muss die Farbe in die freie Bauchhöhle laufen, welches laparoskopisch kontrolliert wird.
- **Hysteroskopie** (Spiegelung der Gebärmutter) zur Abklärung von Tumoren, Verwachsungen, Fehlbildungen.

Therapie

Organisch bedingte Ursachen können oft operativ beseitigt werden. Bei Hormonstörungen muss der Zyklus durch von außen zugeführte Hormone unterstützt werden. Psychische Störungen bedürfen u.U. einer psychotherapeutischen Behandlung beider Partner.

Embryonenschutzgesetz

Für alle Methoden der künstlichen Befruchtung gelten die Vorschriften des Embryonenschutzgesetzes, die eingehalten werden müssen. Unter anderem dürfen nicht mehr als drei Embryonen kultiviert und übertragen werden. Außerdem sind keine Veränderungen an den Embryonen erlaubt.

Spezielle therapeutische Maßnahmen

- Drei Methoden der künstlichen Befruchtung:
- Insemination
- In-vitro-Fertilisation
- Intrazytoplasmatische Spermien-Injektion

❺ Zur künstlichen Betruchtung stehen drei Methoden zur Verfügung:

- **Insemination (IUI):** Das aufbereitete Sperma wird zum Zeitpunkt des Eisprungs mittels eines dünnen Katherters direkt in die Gebärmutter eingebracht (intrauterine Insemination, IUI). Davor ermittelt der Arzt anhand von Ultraschall- und Hormonkontrollen den optimalen Zeitpunkt bei der Patientin. Es kann auch eine hormonelle Stimulation erfolgen und der Eisprung kann medikamentös ausgelöst werden.
  Sinnvoll ist diese Methode, wenn der Zervixschleim für die Spermien nicht durchgängig ist, Antikörper gegen die Spermien im Zervixschleim vorkommen, die Spermaqualität unzureichend ist oder

die Sterilitätsursache ungeklärt bleibt. Die Durchgängigkiet der Eileiter sollte vor Beginn abgeklärt werden.
Hetreologe Insemination heißt eine Insemination mit Fremdsperma eines Spenders. Dies ist z.B. eine Möglichkeit, falls der Partner keine Spermien im Ejakulat hat und auch bei der Hodenpunktion keine Spermien gefunden werden können.

- **In-vitro-Fertilisation (IVF):** Bei verschlossenen Eileitern oder schlechter Spermaqualität kann eine künstliche Befruchtung (In-vitro-Fertilisation, IVF) helfen. Durch homonelle Stimulation werden in den Eierstöcken mehrere Follikel zur Reifung angeregt. Anschließend werden diese unter Ultraschallkontrolle durch die Scheide abpunktiert und im Reagenzglas mit dem Sperma des Mannes zusammengegeben.
- **Intrazytoplasmatische Spermien-Injektion (ICSI):** Handelt es sich um eine sehr schlechte Spermaqualität, können die Spermien die Eizellen nicht selbstständig befruchten. Es wird dann unter einem speziellen Mikroskop in jede Eizelle ein Spermium eingespritzt. Diese Methode nennt sich intrazytoplasmatische Spemien-Injektion (ICSI). Im Brutschrank reifen die Embryonen heran und werden ca. 2 Tage später mit einem dünnen Katheter in die Gebärmutterhöhle eingesetzt.

Die Patientin sollte nicht älter als 40 Jahre sein. Die Schwangerschaftsrate bei diesen Methoden betragen ca. 20–25%. In Deutschland regelt das *Embryonenschutzgesetz* den Umgang mit befruchteten Eizellen. So ist es z.B. nicht erlaubt, mehr als drei befruchtete Eizellen gleichzeitig an die Patientin zurückzugeben, um höhergradige Mehrlingsschwangerschaften zu vermeiden. Außerdem sind keine Veränderungen an den Embryonen erlaubt.

? Übungsfragen

1. Erklären Sie die Begriffe: Menorrhagie, Polymenorrhoe, Brachymenorrhoe, Hypermenorrhoe.
2. Erklären Sie den Begriff Amenorrhoe, welche Formen werden unterschieden?
3. Erklären Sie den Begriff Dysmenorrhoe, welche Ursachen kann sie haben?
4. Welche Ursachen der Sterilität gibt es?
5. Welche Methoden der künstlichen Befruchtung kennen Sie?

4 Empfängnisverhütung

PEARL-Index als Faktor für die Zuverlässigkeit eines Verhütungsmittels

Zur Empfängnisverhütung (Kontrazeption) stehen natürliche, chemische, mechanische und operative sowie hormonelle Methoden zur Auswahl. Zuverlässigkeit, Auftreten von Nebenwirkungen, Annehmbarkeit für beide Partner und Umkehrbarkeit sind je nach Verhütungsmittel sehr unterschiedlich.

❶ Die Zuverlässigkeit der einzelnen Methoden wird definiert durch den **PEARL-Index,** der die Zahl der ungewollten Schwangerschaften pro 1200 Anwendungsmonate (100 Frauenjahre) angibt. Ohne Anwendung eines Verhütungsmittels beträgt der PEARL-Index 85–90 (☞ Tab. 4.1).

Tab. 4.1 Zuverlässigkeit von Kontrazeptiva

Methode	Pearl-Index	
Natürlich	Temperaturmethode	1–3
	Billingsmethode	25
	Coitus interruptus	10–20
	Zeitwahlmethode	15–20
Chemisch	Spermizide	4–8
Mechanisch	Kondom	3–3,6
	Diaphragma + Spermizid	2,1–6
	Portiokappe	7
	Intrauterinpessar	0,3–3
Hormonell	Pille	0,03–1,4
	Minipille	0,4–3
	Depotgestagene	0,3–0,9
	Pille danach	98% (Zuverlässigkeit)
Operativ	Tubenligatur	0,2

4.1 Natürliche Methoden

Regelmäßiger Zyklus, regelmäßige Lebensführung, diszipliniertes Sexualverhalten notwendig

❷ Bei den natürlichen Verhütungsmethoden ist der Geschlechtsverkehr auf die unfruchtbaren Tage beschränkt. Voraussetzung dafür sind ein diszipliniertes Sexualverhalten, ein regelmäßiger Menstruationszyklus und eine regelmäßige Lebensführung (z.B. ohne Nachtarbeit!). Dafür treten keinerlei Nebenwirkungen für den Organismus auf.

4.1.1 Zeitwahlmethode nach KNAUS-OGINO

Formel für die Berechnung der fruchtbaren Tage

Mit Hilfe eines Zykluskalenders werden die „verbotenen" Tage errechnet. Die Ovulation findet zwischen dem 12. und 16. Tag statt. Da die Spermien eine durchschnittliche Lebensdauer von drei Tagen haben, muss man eine Sicherheitszone von drei Tagen vor der Ovulation einplanen. Da die Eizelle maximal einen Tag befruchtungsfähig ist, reicht nach der Ovulation ein Sicherheitsabstand von einem Tag. Die *vermutlich* fruchtbaren Tage liegen somit zwischen dem 9.–17. Zyklustag. Diese Verhütungsmethode hat einen PEARL-Index von 15–20, wodurch sie zu den eher unzuverlässigen Methoden zählt.

Berechnung nach OGINO

- Erster fruchtbarer Tag: kürzester Zyklus minus 18
- Letzter fruchtbarer Tag: längster Zyklus minus 11

Beispiel: Zyklus von 26 bis 30 Tagen
26 – 18 = 8
30 – 11 = 19

Ergebnis: Die fruchtbare Phase reicht vom 8. bis zum 19. Zyklustag.

4.1.2 Basaltemperaturmessung

Eine Temperaturerhöhung um > 0,5 °C zeigt den Eisprung an.

Nach dem Eisprung steigt die Körpertemperatur durch die Progesteronwirkung um 0,5 °C an und bleibt in der zweiten Zyklushälfte auf diesem Niveau. Ab dem fünften Tag nach diesem Temperaturanstieg bis zur nächsten Menstruation spricht man von den sicher unfruchtbaren Tagen, von Menstruationsbeginn bis 7 Tage vor dem Eisprung von den wahrscheinlich unfruchtbaren Tagen (☞ Abb. 4.1).

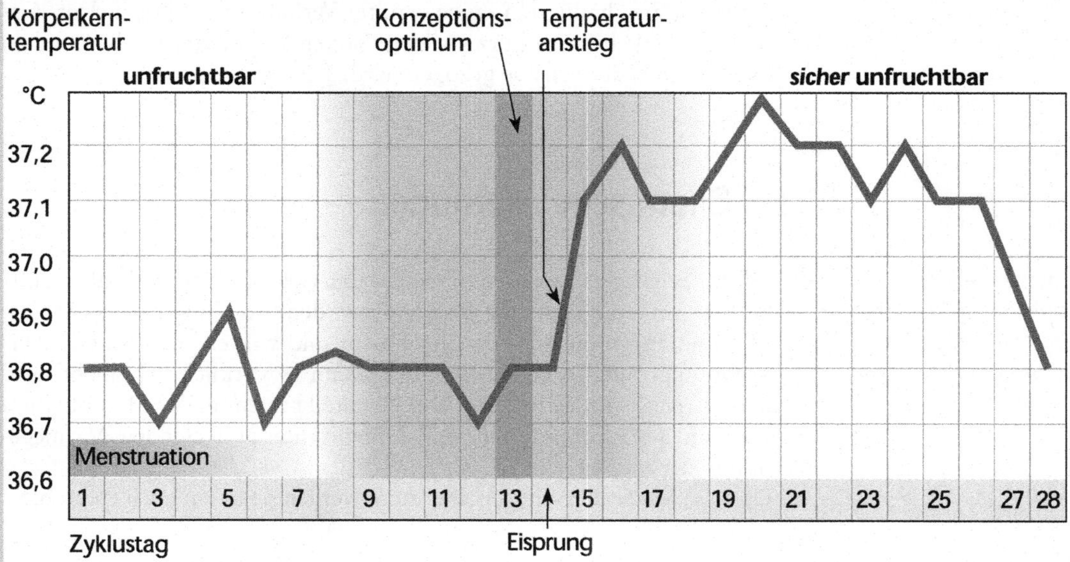

Abb. 4.1 Basaltemperaturkurve [B 118]

Um den Eisprung zu erkennen, wird täglich die **Basaltemperatur** gemessen, d.h. die Körpertemperatur morgens vor dem Aufstehen, nach einer Nachtruhe von mindestens 6 Stunden und immer zur gleichen Uhrzeit. In einer Kurve werden die Werte dokumentiert und so interpretiert.
Nachteile dieser Methode: Infekte, zu kurze Schlafdauer etc. führen ebenfalls zu einer Erhöhung der Temperatur und können so zu Fehlinterpretationen führen.

4.1.3 Elektronische Hilfsmittel zur Erkennung der fruchtbaren Tage

Zur besseren Festlegung der fruchtbaren Tage stehen heute computergestützte Verfahren zur Verfügung (z.B. Persona). Hierbei wird durch einen Urinstreifentest das eisprungauslösende Hormon (LH) gemessen.

4.1.4 Billingsmethode

Spinnbarkeit des Zervikalschleims weist auf die fruchtbaren Tage hin.

Der Zervixschleim verändert sich mit dem Zyklus: Vor dem Eisprung verflüssigt sich der Zervixschleim, nimmt an Menge zu und wird klar. In der fruchtbaren Zeit wird er zusätzlich **spinnbar.** Ab dem Beginn der Verflüssigung des Schleims bis einschließlich 4 Tage nach der Spinnbarkeit ist die Frau fruchtbar. Diese Veränderungen werden bei der Billingsmethode beobachtet. Die Billingsmethode eignet sich in Kombination mit der Basaltemperaturmessung.

4.1.5 Coitus interruptus

Häufigste, aber sehr unsichere Methode

Der Coitus interruptus (unterbrochener Beischlaf) ist trotz der **großen Unsicherheit** und des starken Eingriffs in den Geschlechtsverkehr die weltweit am häufigsten angewandte Verhütungsmethode. Der Geschlechtsverkehr wird kurz vor dem Samenerguß unterbrochen, indem der Penis aus der Scheide gezogen wird.

4.2 Chemische Methoden

Chemische Substanzen, die Spermien abtöten, heißen Spermizide.

Es gibt Schäume, Tabletten, Cremes oder Gele, die Spermien abtötende Substanzen enthalten. Sie werden vor dem Geschlechtsverkehr (ca. 15 Minuten) in die Scheide eingebracht und wirken ca. 1 Stunde. Das Verhütungsmittel wird nur benutzt, wenn es wirklich gebraucht wird und ist relativ gut verträglich. Der Nachteil besteht in der Manipulation vor dem Geschlechtsverkehr und dem mitunter auftretenden Wärmegefühl in der Vagina.
Da diese Methoden sehr unsicher sind, werden sie kaum noch empfohlen.

4.3 Mechanische Methoden

4.3.1 Kondom

Das Kondom schützt vor Schwangerschaft und vor sexuell übertragbaren Erkrankungen, z. B. AIDS.

Das Kondom (Präservativ) gilt bei sachgemäßer Benutzung nicht nur als Verhütungsmittel, sondern schützt die Partner auch vor der Ansteckung mit sexuell übertragbaren Erkrankungen (AIDS, Lues, Gonorrhoe, Herpes genitalis, Hepatitis B, Chlamydien).

4.3.2 Scheidendiaphragma und Portiokappe

Diaphragma und Portiokappe liegen als Barriere vor der Portio und verhindern, dass Spermien in den Zervikalkanal gelangen.

Hierbei werden vor dem Geschlechtsverkehr Gummikappen als Barriere entweder nur über die Portio (Portiokappe) oder über Portio und teilweise über die vordere Scheidenwand (Scheidendiaphragma) geschoben (☞ Abb. 4.2). Durch die zusätzliche Benutzung einer die Spermien abtötenden Creme wird die Sicherheit erhöht; dennoch wird keine zufriedenstellende Verhütungssicherheit erreicht.

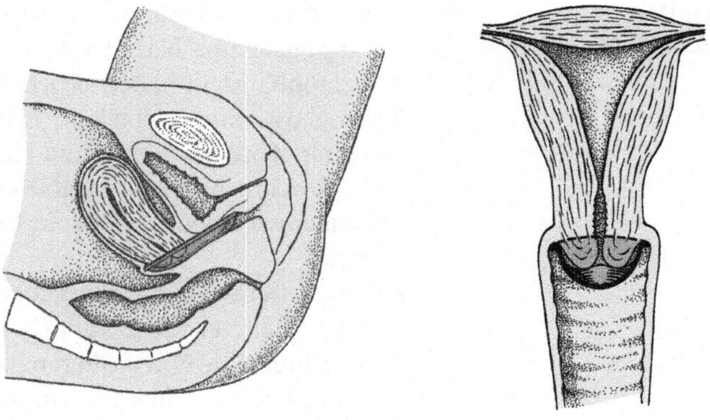

Abb. 4.2 Diaphragma und Portiokappe [L 190]

4.3.3 Intrauterinpessar (IUP)

Intrauterinpessare verhindern als Fremdkörper die Einnistung des Eis.

❸ Intrauterinpessare sind Kunststoffkörper, die mit Kupferdraht umwickelt sind (☞ Abb. 4.3). Wegen ihrer Form werden sie auch Spirale genannt. Sie verhindern die Einnistung des befruchteten Eis in der Gebärmutter. Zu den Nebenwirkungen zählen verstärkte Blutungen mit Schmerzen und eine größere Rate an Eileiterschwangerschaften und Eileiterentzündungen, die u. U. zur Sterilität führen können. Für junge Frauen mit Kinderwunsch sind sie deshalb eher ungeeignet.

Alternativ steht eine „Hormonspirale" zur Verfügung, die durch lokale Abgabe eines Gelbkörperhormons den Schleimpropfen im Gebärmutterhalskanal zäh und dadurch für Spermien unpassierbar werden lässt. Der Vorteil besteht in einer hohen Sicherheit, einer schwächeren Menstruationsblutung und einer sicheren Vermeidung einer Eileiterschwangerschaft. Dem steht als Nachteil zur Zeit noch ein relativ hoher Preis entgegen.

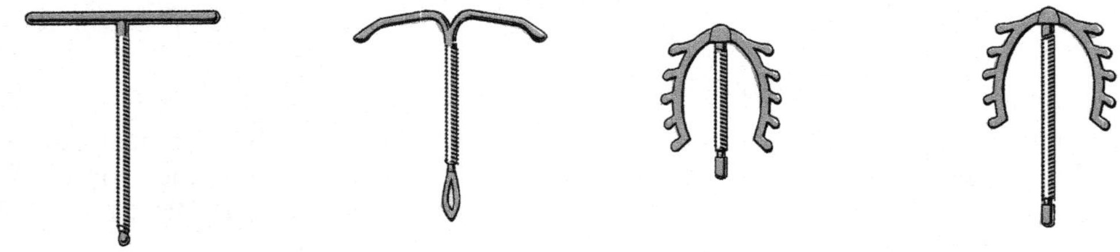

Abb. 4.3 Intrauterinpessare [L 190]

4.4 Hormonelle Methoden

Starkes Eingreifen in den Hormonhaushalt mit einer Reihe von Nebenwirkungen

❹ Die hormonellen Methoden verhüten eine Empfängnis durch ihre Wirkung auf den Eisprung, die Tubenmotilität und das Endometrium bzw. den Zervixschleim. Sie zeichnen sich durch eine hohe Zuverlässigkeit und angenehme Handhabung aus. Durch ihr starkes Eingreifen in den Hormonhaushalt haben sie jedoch eine Reihe von Nebenwirkungen:

- **Östrogenwirkung:** Übelkeit, Erbrechen, Gewichtszunahme, Ödemneigung, Kopfschmerzen und Hautverfärbung, Größenzunahme der Brust sowie erhöhte Thromboseneigung
- **Gestagenwirkung:** Müdigkeit, Lustlosigkeit, Akne und Gewichtszunahme.

Aus den Nebenwirkungen ergeben sich die Kontraindikationen für die Pille: Beinvenenthrombose oder erhöhte Thrombosegefahr (z. B. Kombination von höherem Alter und Rauchen), starke Kopfschmerzen, Leberschäden, hormonabhängige bösartige Tumoren.

4.4.1 Ovulationshemmer

Ovulationshemmer verhindern über unterschiedliche Wirkungsmechanismen eine Schwangerschaft.

Durch folgende Wirkungen wird eine Empfängnis verhütet:

- Der Eisprung wird verhindert.
- Das Endometrium wird nicht für die Einnistung des Eis vorbereitet.
- Die Beweglichkeit der Eileiter wird herabgesetzt.
- Der Schleim im Gebärmutterhals bleibt zäh und undurchdringlich für die Spermien.

Je nach Konzentration und Kombination von Östrogen und Gestagen gibt es verschiedene Präparate (☞ Abb. 4.4).

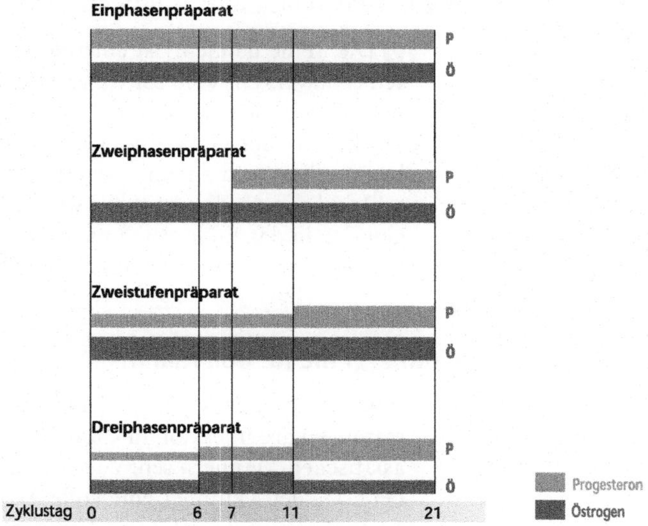

Abb. 4.4 Östrogen- und Gestagendosierungen bei Ovulationshemmern [B 118]

Auf demselben Prinzip beruht auch ein hormonhaltiger Scheidenring bzw. ein Verhütungspflaster, das auf die Haut aufgeklebt wird. Hierdurch können Einnahmefehler verringert werden (z.B. bei Stewardessen mit Langstreckenflügen).
Auch für Frauen mit chronischen Durchfällen oder Bulimie können diese Applikationsformen von Vorteil sein.

4.4.2 Minipille

Die Minipille muss immer zur selben Tageszeit eingenommen werden.

Die Minipille enthält nur **Gestagene.** Sie muss täglich immer zum gleichen Zeitpunkt eingenommen werden. Sie verhindert nicht die Ovulation, sondern stört den Eitransport in der Tube und verändert den Zervixschleim. Es kommt bei 30–60% der Anwenderinnen zu Blutungsstörungen.

4.4.3 Drei-Monats-Spritze

Die Drei-Monats-Spritze wird alle drei Monate während der ersten 5 Zyklustage injiziert. Sie enthält langwirksame Depot-Gestagene. Dadurch kommt es zur Ovulationshemmung, Veränderung des Endometriums und des Zervixschleims. Nachteilig ist die schlechte Zykluskontrolle mit gelegentlichen Schmierblutungen. Nach Absetzen der Drei-Monats-Spritze kann es vor allem nach mehrjähriger Anwendung einige Monate dauern, bis wieder eine Regelblutung und die volle Fruchtbarkeit erreicht wird.

4.4.4 Postkoitalpille („Pille danach")

Die „Pille danach" enthält Gestagene und führt:
- zur beschleunigten Umwandlung des Endometriums
- zur Veränderung der Tubenbeweglichkeit.

❺ Die „Pille danach" ist eine Notlösung, um nach ungeschütztem Geschlechtsverkehr eine Schwangerschaft zu verhindern. Sie muss spätestens 72 Stunden nach dem Geschlechtsverkehr eingenommen werden. Die kurzfristige Gabe eines Gestagens führt zu einer beschleunigten Tubenmotilität und zu einer veränderten Umwandlung der Gebärmutterschleimhaut, so dass sich das vermutlich befruchtete Ei nicht am richtigen Tag in das Endometrium einnisten kann. Nebenwirkungen werden bei den heute verwendeten Präparaten kaum noch beobachtet.

4.4.5 „Pille für den Mann"

Eine Pille für den Mann ist derzeit noch nicht in Sicht; jedoch ist eine intramuskuläre Injektion in China kurz vor der Zulassung; sie scheint bei asiatischen Männern sehr zuverlässig zu sein, jedoch bei Europäern nur bei 60% der Männner eine volle Azoospermie zu verursachen und bietet somit keine zuverlässige Alternative.

4.5 Operative Methoden

Sterilisation als sehr sichere, aber irreversible Methode: Eileiter werden operativ verklebt oder durchtrennt.

Operative Methoden der Empfängnisverhütung sind sehr sicher und leicht praktikabel, aber nur sehr schwer rückgängig zu machen. Sie kommen für Paare in Frage, die ihre Familienplanung abgeschlossen haben. Bei der **Sterilisation** der Frau werden bei einer Bauchspiegelung in Vollnarkose die Eileiter durchschnitten oder verklebt und damit undurchgängig gemacht. Bei der Sterilisation des Mannes werden in örtlicher Betäubung die Samenleiter durchtrennt oder unterbunden.

? Übungsfragen

❶ Was besagt der PEARL-Index?

❷ Welche natürlichen Verhütungsmethoden gibt es und was sind ihre Vorteile?

❸ Was sind die Nachteile der „Spirale"?

❹ Was sind die Nebenwirkungen und Kontraindikationen der hormonellen Kontrazeption („Pille").

❺ Was versteht man unter der „Pille danach"?

5 Sexuell übertragbare Erkrankungen

Sexuell übertragbare Erkrankungen (Syn.: Geschlechtskrankheiten, venerische Infektionen, engl.: sexual transmitted disease, STD) sind alle genitalen Kontaktinfektionen (☞ Tab. 5.1).

Tab. 5.1 Sexuell übertragbare Erkrankungen

	Erreger	Krankheit
Bakterielle Infektionen	Treponema pallidum	Lues (Syphilis)
	Neisseria gonorrhoeae	Gonorrhoe („Tripper")
	Haemophilus ducreyi	Ulcus molle
	Calymmatobacterium granulomatis	Granuloma inguinale
	Chlamydia trachomatis L1–L3	Lymphogranuloma venerum
	Chlamydia trachomatis D–K	Urethritis, Zervizitis, Salpingitis, Proktitis, Epidydimitis
	Mycoplasma hominis	urogenitale Infektionen
	Ureaplasma urealyticum	urogenitale Infektionen
Virale Infektionen	Herpes simplex Typ 1+2	Herpes genitalis
	Zytomegalievirus	genitale Zytomegalieinfektion
	Humane Papilloma-Viren	Condylomata accuminata, genitale Papillome, CIN, VIN, VAIN, PIN
	Molluscum contagiosum virus	Dellwarzen
	Hepatitisvirus B,C	Hepatitis B,C
	Humanes Immundefektvirus	HIV-Infektion, AIDS
Protozoen	Trichomonas vaginalis	Trichomoniasis
Ektoparasiten	Pediculus pubis	Pediculosis pubis (Filzlaus)
	Sarcoptes scabiei	Scabies (Krätze)
Pilze	Candida albicans u.a.	Candidose

Seit Juni 2000 gibt es in Deutschland ein neues Infektionsschutzgesetz, durch das die Ärzte (Labore) verpflichtet sind, die Krankheiten und z.T. auch die Namen der erkrankten Personen zu melden. Zu den meldepflichtigen Erkrankungen gehören:

- Lues: meldepflichtig
- Hepatits B,C: namentliche Meldung erforderlich
- HIV: namentliche Meldung erforderlich.

5.1 Bakterielle Infektionen

Infektionen mit Bakterien verursachen hauptsächlich Kolpitiden (☞ 6.2.2) und Vulvitiden (☞ 6.2.1).

! Merke

Zu den bakteriellen Infektionen gehören außer der Chlamydieninfektion die vier „klassischen" Geschlechtskrankheiten:
- Lues
- Gonorrhoe
- Ulcus molle
- Lymphogranuloma inguinale

Chlamydieninfektion

Urogenitale Chlamydieninfektion: Chlamydien

Erreger der urogenitalen Chlamydieninfektion sind Chlamydien, bei denen man beim Menschen drei Arten unterscheidet. Nur Chlamydia trachomatis ruft jedoch urogenitale Infektionen hervor:
- Chlamydia trachomatis
  - Serotyp A–C: Trachom
  - Serotyp D–K: urogenitale Infektionen, Neugeborenenpneumonie
  - Serotyp L1–L3: Lymphogranuloma venerum (s.u.)

Die urogenitale Chlamydieninfektion ist in den Industrieländern die häufigste sexuell übertragene bakterielle Infektion.

❶ Klinik
- Zervizitis: zervikaler, gelblicher Schleim
- Urethritis
- Bei der Hälfte der Frauen kommt es zu einer Entzündung der inneren Geschlechtsorgane (☞ 6.2).

Diagnostik

Erregernachweis im Zervixabstrich, positiver Antikörpernachweis in der Serologie

Therapie

Tetracycline bei einer akuten Infektion mindestens 14 Tage, bei einer chronischen Infektion länger. Eine Mitbehandlung des Sexualpartners ist unbedingt notwendig.

Gonorrhoe

Neisseria gonorrhoea (Gonokokken)

Erreger der Gonorrhoe (Tripper) sind Gonokokken, die nach ihrem Entdecker NEISSER benannt sind: Neisseria gonorrhoea. Übertragen werden die Gonokokken durch Geschlechtsverkehr, sehr selten durch Schmierinfektion. Die Inkubationszeit beträgt 2–8 Tage.

! Merke

Die Infektiosität der Gonorrhoe ist sehr hoch!

Klinik

❷ Nach dem Ort des Befalles unterscheidet man die untere und obere Gonorrhoe (☞ Abb. 5.1).

Untere Gonorrhoe

- Harnwegsinfektion
- Zervizitis
- Bartholonitis

In den meisten Fällen tritt eine Harnwegsinfektion mit Schmerzen beim Wasserlassen und häufigem Harndrang auf. Bei Befall der Zervix und den BARTHOLIN-Drüsen kommen hinzu:

- eitriger Ausfluss
- geröteter und schmerzhafter Scheideneingang
- bei Darmbefall: Blut- und Schleimauflagerungen auf dem Stuhl.

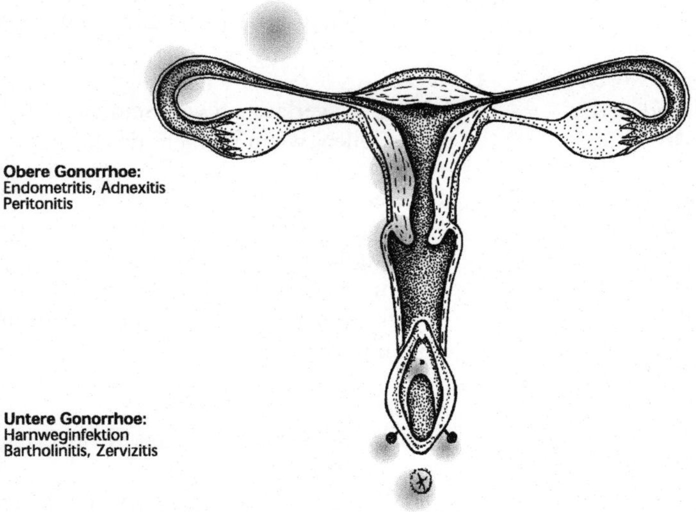

Abb. 5.1 Gonorrhoe [L 190]

Obere Gonorrhoe

- Adnexitis
- Gefahr der Peritonitis

Durch eine weitere Ausbreitung kommt es zu einer Adnexitis mit:

- Unterbauchschmerzen
- Fieber
- druckschmerzhafter Region bei der Untersuchung
- bei Bauchfellbeteiligung: akutes Krankheitsbild! Gefahr der Ausbildung einer Sepsis.

Diagnostik

Gonokokken lassen sich mit Methylenblau anfärben.

Mikroskopische Untersuchung von Abstrichen des Gebärmutterhalses und der Harnröhre. Nach Anfärben mit Methylenblau stellen sich Gonokokken blau dar.

Therapie

Penicillin hochdosiert

Penicillin in hoher Dosierung, wobei der Sexualpartner unbedingt mitbehandelt werden muss. Bei schwerem Verlauf strenge Bettruhe.

Komplikationen

Chronische Adnexitis mit Sterilität

Die Infektion kann zur chronischen Adnexitis und damit zur Sterilität führen, ebenso können Eileiterschwangerschaften auftreten.
Bei der Entbindung können durch den infizierten Geburtskanal die Gonokokken auf das Kind übergehen und zu einer Infektion der Augen und zur Zerstörung der Hornhaut führen (Prophylaxe ☞ 12.5.2).

Lues (Syphilis)

Treponema pallidum

Erreger der Syphilis ist Treponema pallidum (Spirochaeta pallida), der hauptsächlich durch Geschlechtsverkehr bei vorhandenem Primäraffekt oder intrauterin von der Mutter auf das Kind übertragen wird (Lues connata, ☞ 11.6.2).
Die Inkubationszeit beträgt 3–4 Wochen.

❸ Klinik

Vier Stadien der Syphilis:
- Primäraffekt mit Ulcus durum
- Sekundärstadium nach 6–12 Wochen mit Hautveränderungen, Condylomata lata
- Latenzzeit: Beschwerdefreiheit, kann mehrere Jahre andauern
- Tertiärstadium mit Gummen, Befall innerer Organe (Herz!)
- Quartärstadium: Neurolues

Die Lues verläuft in vier Stadien und kann in ein chronisches Stadium übergehen, wenn sie nicht direkt therapiert wird.

Stadium I (Primäraffekt)

Nach ca. 3 Wochen entsteht ein schmerzloses derbes Geschwür (Ulcus durum, harter Schanker) mit Schwellung der benachbarten Lymphknoten an der Stelle der Primärinfektion.
Nach ca. 6 Wochen bildet sich der Primäraffekt spontan ohne Narbenbildung zurück.

Stadium II (Sekundärstadium)

Nach ca. 9 Wochen kommt es zur Erregerausbreitung im Blut. Die Folgen sind:
- Hautausschläge mit **Papeln** (kleinen Hautknötchen) und **Pusteln** (Eiterbläschen) am Körper.
- Im Genitalbereich breite warzenartige Hautknötchen, sog. **Condylomata lata,** und nässende Hautknötchen, die stark infektiös sind.
- Bei Kopfhautbefall Haarausfall.

Unbehandelt verschwinden die Hauterscheinungen meist nach ungefähr 1 Jahr.

Stadium III (Tertiärstadium)

Nach 2–5 Jahren oder später (**Latenzzeit**) kommt es zu teilweise mit Krusten überzogenen knotigen Hautveränderungen, die einschmelzen und ulzerieren können, den sog. **Gummen.** Ein Befall innerer Organe, z.B. des Nervensystems, des Herzens oder der Knochen, ist heute eher selten.

Stadium IV (Quartärstadium)

Bei ca. 8% entsteht nach sehr langer Zeit, oftmals 20 Jahre nach der Infektion, eine irreversible **Neurolues** mit Persönlichkeitsveränderungen und neurologischen Ausfällen (Erblindung, Ertaubung).

Direktnachweis der Spirochäten im Sekret

Diagnostik

Aus der Primärinfektionsstelle können die Spirochäten direkt nachgewiesen werden. Die Erkrankung kann serologisch ca. 3 Wochen nach der Infektion z.B. mit der WASSERMANN-Reaktion nachgewiesen werden.

Hochdosiert Penicillin

Therapie

Das Mittel der Wahl ist Penicillin hochdosiert in allen Stadien, wobei auch der Sexualpartner mitbehandelt werden muss.
Bei Lues in der Schwangerschaft ☞ 11.6.2.

Ulcus molle (Weicher Schanker)

Haemophilus ducreyi
- Geschwüre sind druckschmerzhaft
- Lymphknoten geschwollen
- Erreger im Sekret nachweisbar
- Antibiotikagabe

Haemophilus ducreyi ist der Erreger des Weichen Schankers, der in Deutschland nur noch sehr selten auftritt (4 Fälle auf 1 Mio. Einwohner). Meist wird die Erkrankung aus fernöstlichen Ländern durch den Sextourismus eingeschleppt. Die Inkubationszeit beträgt 2–5 Tage.
- Es bilden sich druckempfindliche Geschwüre an der Vulva mit schmerzhaft geschwollenen Lymphknoten.
- Abzugrenzen ist die Infektion von der Lues, bei der die Geschwüre nicht schmerzhaft sind.
- Der Erreger wird in der Kultur aus dem Sekret der Geschwüre nachgewiesen.

Therapiert wird die Erkrankung mit Antibiotika, z.B. Bactrim®. Der Sexualpartner sollte mitbehandelt werden.

Lymphogranuloma inguinale

Chlamydia trachomatis
- Schmerzhafte Lymphknoten
- Erreger im Sekret nachweisbar
- Hochdosierte Antibiotikagabe

❸ Ebenso ist die Erkrankung Lymphogranuloma inguinale in Mitteleuropa selten, deren Erreger Chlamydia trachomatis ist. Die Inkubationszeit beträgt 2–4 Wochen.
Die Infektion verursacht **schmerzhafte Lymphknoten,** die vereitern und nach außen durchbrechen können. Durch die Verlegung der Lymphbahnen kommt es bis zum Lymphstau im Genitalbereich.
Der Erreger kann aus einem Abstrich über eine bestimmte Färbung (Giemsa) oder über eine serologische Untersuchung (Komplementbindungsreaktion) nachgewiesen werden.
Die Therapie besteht aus Antibiotikagabe, z.B. Tetrazykline oder Erythromycin, wobei wiederum der Sexualpartner mitbehandelt werden muss.

5.2 Virale Infektionen des Genitales

Herpes genitalis

Häufigste Infektion im Genitalbereich

❺ Herpes genitalis ist die häufigste virale Infektion im Genitalbereich. Erreger ist das Herpes Virus Typ II mit einer Inkubationszeit von 4–21 Tagen.

! Merke

Eine Infektion mit Herpes simplex Viren (HSV) führt zu einem lebenslangen Verbleib der Viren im Körper mit der Gefahr immer wiederkehrender Infektionen.

Klinik

Erstinfektion

- Leitsymptom: starke Schmerzen am äußeren Genitale
- Brennen und Jucken im Scheidenbereich
- Kleine Bläschen auf gerötetem Untergrund
- Schmerzen beim Wasserlassen
- Vergrößerte Lymphknoten in der Leiste
- Verlauf über ca. 2–3 Wochen.

Rezidivinfektion

- Auslösende Faktoren: Stress, Menstruation, UV-Bestrahlung, Schlafentzug
- Symptome s.o., Rezidive können jedoch symptomlos verlaufen.

Diagnostik

Typische Symptome, Viren im Sekret nachweisbar

Die Symptome und das klinische Bild sind typisch. Der Nachweis der Viren erfolgt in speziellen Zellkulturen über einen Abstrich aus dem Bläscheninhalt. Nach der Infektion lassen sich Antikörper im Blut nachweisen.

Therapie

Aciclovir wirkt nur symptomatisch, nicht heilend.

Aciclovir (Zovirax®) lokal, bzw. bei ausgedehntem Befall systemisch. Die in den Nervenknoten festgesetzten Viren werden dabei nicht eliminiert. Die Therapie wirkt also lediglich symptomatisch, aber nicht heilend! Bei einer Schwäche der Immunabwehr (Allgemeinerkrankung, Grippe, Stress) werden die Viren wieder aktiviert. Problematisch ist eine Erstinfektion in der Schwangerschaft (☞ 11.6.2).

Zytomegalie-Virus

Das Zytomegalie-Virus gehört auch zu der Gruppe der Herpes-Viren und spielt vom Krankheitswert v.a. in der Schwangerschaft (☞ 11.6.2) oder bei Immunabwehrgeschwächten eine Rolle.

Papilloma-Viren (Feigwarzen, Kondylome)

Das Humane Papilloma-Virus verursacht u.a. Kondylome.

Sie treten meist mit anderen Infektionen des Genitalbereiches auf.

❻ An Vulva und Vagina sind Feigwarzen, auch spitze Kondylome genannt, die häufigste **gutartige** Veränderung. Feigwarzen werden durch das **Humane Papilloma-Virus** (HPV), das menschliche Warzenvirus, hervorgerufen. Die Übertragung der Viren erfolgt meist durch sexuellen Kontakt. Kleinste Hautverletzungen, z.B. durch andere genitale Infektionen wie Gonorrhoe oder Chlamydieninfektion (☞ 5.1) verursacht, erleichtern es den Viren, in die Haut einzudringen. Feigwarzen treten häufig gleichzeitig mit anderen Infektionen auf.
Es wurden bisher mehr als 40 Untertypen der HP-Viren gefunden. Einige Untertypen (z.B. Typ 16, Typ 18) werden mit der Entstehung eines Zervixkarzinoms (☞ 7.3.3) in Verbindung gebracht.

Klinik

Blumenkohlartige Warzen an Vulva, Portio oder Zervix

Typisch sind stecknadelkopfgroße, weißliche bis fleischwasserfarbene Warzen mit blumenkohlartigem Wachstum. Manchmal gibt es jedoch auch flache Feigwarzen mit rasenförmiger Ausbreitung. Eine Sonderform ist das zerstörend wachsende Riesenkondylom (Condylomata gigantea; BUSCHKE-LÖWENSTEIN-Tumor), das relativ selten ist. Feigwarzen können auch am äußeren Muttermund und im Gebärmutterhals (Zervix uteri) auftreten.

Diagnostik

Essigsäureprobe: weißlich-graue Färbung

Feigwarzen erkennt man an ihrem typischen Aussehen (☞ Abb. 5.2). Um den Verdacht zu sichern, werden sie mit Essigsäure betupft, wodurch sie sich weißlich-grau anfärben.

Differentialdiagnose

Bei großen, blumenkohlartig wachsenden Feigwarzen muss durch eine feingewebliche (histologische) Untersuchung ein Vulvakarzinom ausgeschlossen werden.

Breite Feigwarzen (Condylomata lata) sind ein Symptom der Syphilis (☞ 5.1).

Therapie

Operative Entfernung

Larynxpapillome beim Kind durch Kondylome in der Schwangerschaft

Nach der feingeweblichen Untersuchung sollten die Feigwarzen operativ entfernt werden. Die geringste Rückfallrate (Rezidivrate) besteht bei Verwendung eines Lasers. Sehr kleine Befunde können mit einem Ätzstift (z.B. Silbernitrat) behandeln werden.

In der Schwangerschaft müssen die Feigwarzen unbedingt entfernt werden, da sich das Kind unter der Geburt anstecken kann. Beim Kind können dann Warzen an den Stimmlippen auftreten (Larynxpapillome).

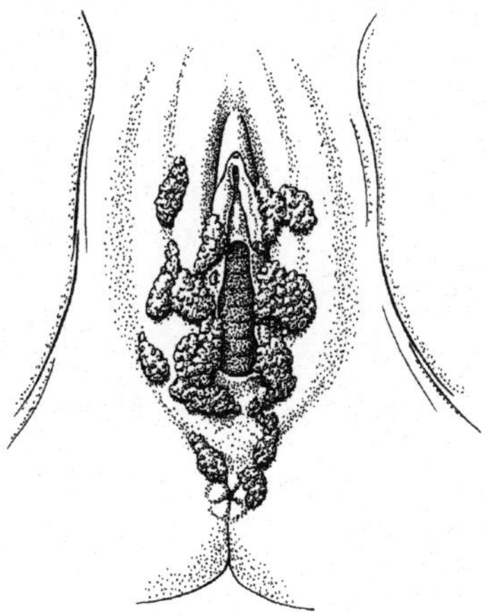

Abb. 5.2 Condylomata acuminata der Vulva [L 190]

HIV/AIDS

HIV – der Erreger, AIDS – das Vollbild der Erkrankung

Der Erreger der Erkrankung ist das Human Immunodeficiency Virus/ Humanes Immundefekt-Virus (HIV Typ 1,2). AIDS, Aquired Immuno Deficiency Syndrom (Erworbenes Immundefekt-Syndrom) beschreibt das Vollbild der Erkrankung. Übertragen wird das Virus hauptsächlich über Sperma, Vaginalsekret und Blut. Die Inkubationszeit kann zwischen 2 und 12 Jahren liegen.

Klinik

Drei Stadien mit unterschiedlicher Ausprägung möglich

Die Erkrankung kann in drei Stadien verlaufen:
- **Primärinfektion:** akute symptomatische HIV-Infektion
  - Allgemeinsymptome: „grippale“ akute Erkrankung
  - ZNS-Symptome: Meningitis, Enzephalitis, periphere Neuropathie
  - Hautsymptome: Exantheme, Schleimhautulzerationen.

! Merke

Während der Primärinfektion ist der beste Zeitpunkt, mit einer antiretroviralen Therapie zu beginnen, da das Immunsystem noch intakt und die Virenpopulation noch einheitlich ist!

- **Latenzphase:** über mehrere Jahre überwiegend asymptomatisch
- **Symptomatische HIV-Infektion:** Meist nach einer Latenz von ca. 10 Jahren kommt es bei nicht behandelten Patienten aufgrund des Zusammenbruchs des Immunsystems zu schweren opportunistischen Infektionen (z.B. Pneumozystis carinii-Pneumonie, Tuberkulose, bakteriellen Pneumonien > 1 Jahr) und Malignomen (z.B. KAPOSI-Sarkom).

Nachweis der Antikörper

Die Diagnose läuft über den Nachweis der gebildeten Antikörper und den direkten Virusnachweis.

Durch den frühzeitigen Einsatz von antiviralen Medikamenten und die Prophylaxe von opportunistischen Infektionen konnte die Morbidität und Mortalität von an HIV erkrankten Patienten deutlich reduziert werden.

! Merke

Durch die Entwicklung zahlreicher neuer Medikamente ist aus einer fast immer tödlichen Erkrankung eine gut zu behandelnde, chronische Erkrankung geworden.

Hepatitis-Viren

☞ 12.6.2, Infektionskrankheiten in der Schwangerschaft.

5.3 Pilzinfektionen

Candida albicans

Häufigste Pilzerkrankung im Genitalbereich

Candida albicans ist die häufigste Pilzinfektion im Genitalbereich. Sie kann die Vagina und übergreifend die Vulva befallen.

Klinik und Diagnostik

- Juckreiz
- Rötung
- Weißliche, abwischbare Beläge

Auffällig sind der quälende Juckreiz und meist kleine rote Pünktchen. Später zeigen sich typische weißliche Beläge, die abwischbar sind. Der Nachweis erfolgt über ein Nativpräparat unter dem Mikroskop.

Therapie

Konsequente Anwendung von antimykotischen Salben

Äußerliche Anwendung von mykotischen Salben bzw. Vaginalzäpfchen: Imidazolderivate, z.B. Canesten®. Ebenso muss der Partner behandelt werden.

5.4 Parasiten

Trichomonaden

Trichomonaden besiedeln die Vagina, bilden typischen Fluor.

Trichomonas vaginalis gehört zu den Protozoen und besiedelt v.a. die Vagina, was zu einer Trichomonadenkolpitis führt. Die Inkubationszeit beträgt 2–24 Tage.

Klinik

Die Vaginalwand ist gerötet, und es bildet sich ein typischer **gelb-grünlicher, schaumiger Fluor.** Zusätzlich kommen Beschwerden beim Wasserlassen hinzu.

Diagnostik

Im Nativpräparat nachweisbar

❼ Die Parasiten lassen sich im Nativpräparat (☞ 2.5.1) direkt nachweisen.

Therapie

Antibiotikatherapie

Die Patientin und ihr Partner werden mit Antibiotika (Metronidazol: Clont®) behandelt.

Filzläuse

Vorkommen bei ungenügender Hygiene

Filzläuse (Phthirus pubis, ☞ Abb. 5.3) besiedeln das äußere Genital bei mangelnder Hygiene. Die Inkubationszeit liegt zwischen 3–6 Wochen.

Klinik und Diagnostik

- Juckreiz mit bläulichen Flecken
- Tiere sind direkt nachweisbar.

Im Vordergrund stehen Juckreiz und bläuliche Flecken an den befallenen Stellen. Die Nissen sitzen in den Schamhaaren (kleine weißliche Pünktchen), manchmal auch in den Achselhaaren bzw. im übrigen Körperhaar und können direkt nachgewiesen werden.

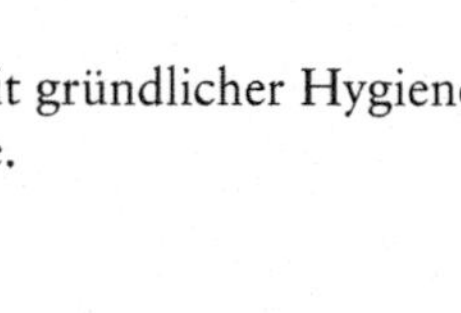

Abb. 5.3 Filzlaus [L 190]

Therapie

Lindan®

Die Therapie besteht aus Lindan®, verbunden mit gründlicher Hygiene der Haut und regelmäßigem Wechsel der Wäsche.

? Übungsfragen

1. Beschreiben Sie Klinik und Therapie der Chlamydieninfektion.
2. Beschreiben Sie die Symptome der unteren und der oberen Gonorrhoe.
3. Welche Stadien der Lues kennen Sie, und welche Symptome treten in den verschiedenen Stadien auf?
4. Durch welchen Erreger wird das Lymphogranuloma inguinale hervorgerufen?
5. Wie äußert sich eine Infektion mit Herpes genitalis, und wie wird sie therapiert?
6. Beschreiben Sie bitte Ursache, Klinik, Diagnostik und Therapie von Feigwarzen.
7. Wie werden Trichomonaden nachgewiesen?

6 Entzündliche Erkrankungen

6.1 Leitsymptome

Pruritus vulvae

Pruritus vulvae ist ein Symptom für unterschiedliche Erkrankungen im Genitalbereich.

Der Juckreiz im Bereich der Scheide, Pruritus vulvae, ist ein Leitsymptom und hat viele Ursachen.

❶ Ursachen

Neben den gleichen Auslösern wie bei der Vulvitis (☞ 6.2.1) gibt es weitere Ursachen:

- Allergische Reaktionen
- Gewebeschrumpfung bei Östrogenmangel, insbesondere nach der Menopause
- Psychische Belastungen
- Karzinome
- Diabetes mellitus
- Leukosen, Anämien.

Klinik

Quälender Juckreiz

Die Haut der Vulva ist trocken, spröde und unelastisch, und es besteht ein quälender Juckreiz, der mit Störungen des Allgemeinbefindens einhergehen kann. Bei der Untersuchung fallen Hautverletzungen durch Kratzen auf, die sich entzünden können.

Therapie

Grunderkrankung behandeln

Die Therapie entspricht im Wesentlichen der Therapie bei der Vulvitis; die Grunderkrankung wird behandelt und bei Östrogenmangel kommen Östrogensalben zur Anwendung. Zur Unterdrückung des Juckreizes gibt es Juckreiz mildernde Salben, die gegebenenfalls mit lokalen Betäubungsmitteln versetzt sind.

Fluor genitalis

Veränderung des Scheidenmilieus durch:
- Östrogenmangel
- Mangel an Milchsäurebakterien
- Vaginalduschen
- Intimdeos
- Allgemeinerkrankungen

Physiologischer Fluor ist dünnflüssig und klar.
Blutiger, eitriger, übelriechender Fluor hat Krankheitswert.

Das physiologische **Scheidenmilieu** (☞ 1.3.1) wird am häufigsten durch Östrogenmangel oder Mangel bzw. Schädigung der Milchsäurebakterien gestört, z.B. durch Antibiotikatherapie, Vaginalduschen, Intimdeos sowie Allgemeinerkrankungen (z.B. Diabetes mellitus).

❷ Ausfluss (Fluor genitalis) tritt physiologisch in bestimmten Zyklusphasen und bei sexueller Erregung vermehrt auf. Fluor kann aber auch Ausdruck einer Erkrankung sein und kann aus allen Abschnitten des Genitaltraktes kommen.

Die Farbe, der Geruch und die Menge des Fluors können variieren. Dünnflüssiger, klarer Fluor ist meist physiologisch. Bei blutigem, eitrigem und übelriechendem Fluor muss abgeklärt werden, ob ein bösartiger Tumor die Ursache ist. Aussehen und Geruch deuten auf bestimmte Erreger hin (☞ Tab. 6.1, 6.2).

Tab. 6.1 Einteilung des Fluor genitalis

Flour	Physiologisch	Pathologisch
vulvär	sexuelle Erregung	Entzündung
vaginal	sexuelle Erregung Schwangerschaft	Fremdkörper Scheidenspülung Entzündung
zervikal	zyklusabhängig	Entzündung Tumor
korporal	nie	Schwangerschaftsreste Karzinom Intrauterinpessar Entzündung
tubar	nie	Karzinom

Tab. 6.2 Differentialdiagnose Fluor

Befund	Ursache
klar, ohne Geruch	Östrogenstimulation (z.B. Zyklusmitte), Ektopie, Zervixpolypen, psych. Stress
weiß-gelblich, krümelig	V.a. Candida-Infektion
gelb-grünlich, schaumig	V.a. Trichomoniasis
grau, wässrig	V.a. Kolpitis durch Kokken oder Haemophilus vaginalis (syn. Gardnerella vaginalis)
braun, blutig, wässrig	V.a. Malignom
gelblich, serös gelblich	V.a. Parasiten V.a. Urogenitaltuberkulose
bräunlich, übelriechend	V.a. Fremdkörper (z.B. vergessener Tampon)
eitrig	V.a. Gonorrhoe

Die **Therapie** des Fluor richtet sich jeweils nach der Ursache.

6.2 Entzündungen von Vulva und Vagina

Begünstigende Faktoren für Entzündungen:
- Verändertes Scheidenmilieu
- Mangelnde Intimhygiene
- Abwehrschwäche

Über die Scheide sind die inneren Geschlechtsorgane direkt mit der Außenwelt verbunden. Bei verändertem Scheidenmilieu, ungenügender Intimhygiene oder Abwehrschwäche des Organismus können Keime vom äußeren Genital in obere Abschnitte wandern und dort, z.B. an Uterus oder Tuben, Entzündungen verursachen. Man spricht von **aufsteigenden Infektionen.** Die Folgen können Sterilität oder auch – bei Keimbesiedlung des Bauchfells – eine lebensbedrohliche Peritonitis sein.

6.2.1 Entzündliche Erkrankungen der Vulva

Vulvitis

Eine Vulvitis (Dermatitis im Bereich des äußeren Genitales) entsteht meist auf vorgeschädigter Haut durch:
- Mechanische oder chemische Reizung
- Infektionen
- Endogene Ursachen

❸ Die Vulva ist ein Teil der äußeren Haut und produziert neben den Achselhöhlen den meisten Schweiß. Über Sekrete aus der Scheide wird sie zusätzlich angefeuchtet. Durch ihre Nachbarschaft zum Darmausgang ist sie stark mit Keimen besiedelt. Eine **Vulvitis** (Entzündung der Vulva) entsteht meistens auf der vorgeschädigten Haut.

Ursachen

- Schädigung der Haut durch:
  - chemische Reizung durch zu scharfe Waschmittel, Seifen, Deodorantien oder ständige Einwirkung von Urin, z.B. bei Blasenfisteln oder Inkontinenz
  - mechanische Reizung durch enge Hosen, zu harte Vorlagen, intensiven und sehr häufigen Geschlechtsverkehr.
- Infektionen mit:
  - Bakterien, z.B. Staphylokokken, Streptokokken, Escherichia coli
  - Pilzen, z.B. Candida albicans
  - Viren, Würmern, Trichomonaden oder Filzläusen.
- Endogene Ursachen, die auch zur Änderung der Hauteigenschaften führen, z.B. Diabetes mellitus, Östrogenmangel, Blutkrankheiten, Vitaminmangel.

Klinik

Kardinalsymptome der Entzündung

Die typischen Entzündungszeichen treten auf: Rötung, Schwellung, Überwärmung und Schmerzen, zusätzlich starker Juckreiz und Brennen.

Therapie

Ursache beseitigen, entzündungshemmende Therapie

- Ursachen beseitigen: Reizungen weglassen, Allgemeinerkrankungen behandeln, Infektionen mit Antibiotika oder Antimykotika therapieren
- Symptomatische Therapie: Sitzbäder mit Kamille oder Eichenrinde, entzündungshemmende Salben.

Bartholinitis

Entzündung der Glandula vestibularis major durch Sekretstau:
- Labienschwellung
- Massive Schmerzen

Im Bereich der Vulva befinden sich die BARTHOLIN-**Drüsen** (Glandulae vestibulares majores). Durch Verklebung des Ausführungsgangs kann das dort gebildete Sekret nicht mehr abfließen, und es bildet sich eine bis zu 5 cm große Zyste. Es kommt zur einseitigen Schwellung der Labien und Entzündungszeichen mit starken Schmerzen.

Therapie

Marsupialisation

Die Zyste muss operativ komplett entfernt werden. Bei einer Infektion wird die Zyste eröffnet und die Innenseite der Zyste mit der Haut an der großen Schamlippe vernäht: **Marsupialisation** (lat. *marsupium*, Beutel). Dadurch besteht eine Verbindung zur Körperoberfläche, und das entzündliche Sekret kann abfließen.

6.2.2 Entzündliche Erkrankungen der Vagina

Durch Veränderungen der normalen Vaginalflora (☞ Kap. 1.3.1) kann es zu Entzündungen der Vagina kommen. Der Übergang von der Normalflora zur Infektion hängt von der Anzahl der pathogenen Keime ab.

Kolpitis

Unterscheidung von primärer und sekundärer Kolpitis

Risikofaktoren:
- Schwangerschaft
- Diabetes mellitus
- Einnahme der Pille
- Antibiotikatherapie

Zwei Arten von Entzündungen der Vagina (Kolpitis) werden unterschieden:
- **Primäre Kolpitis:** Keime stören das Scheidenmilieu so, dass es zu einer Entzündung der Scheide kommt. Dies geschieht eher selten.
- **Sekundäre Kolpitis:** Das Scheidenmilieu ist bereits gestört und Keime können sich ausbreiten.

Schwangerschaft, Diabetes, Einnahme der Pille und antibiotische Therapie begünstigen besonders die Soorkolpitis.

Klinik

Typisch sind vermehrter, übelriechender Fluor, Rötung und Juckreiz.

- Leitsymptom ist vermehrter, meist übelriechender Fluor.
- Der Scheideneingang und die Scheide sind stark gerötet und geschwollen.
- Starker Juckreiz tritt meist nur bei der Soorkolpitis auf.
- Je nach Erreger findet sich ein unterschiedlicher Fluor (☞ Tab. 6.2).

Diagnostik

- Nativpräparat
- Amintest

Bakteriologische Abstriche zur genauen Keimdifferenzierung. Mit einem sterilen Tupfer wird Sekret aus der Scheide entnommen und in ein dafür vorgesehenes Röhrchen mit Nährboden gegeben. Nativpräparat (☞ 2.5.1): Bakterien, Hefepilze und Trichomonaden sind so sofort unter dem Mikroskop sichtbar. Zusätzlich erfolgt der Amintest (☞ 2.5.1).

- Primäre Kolpitis → Antibiotika
- Sekundäre Kolpitis → zusätzlich die Ursache für die Störung des Scheidenmilieus beseitigen

Therapie

Die Infektion wird mit Antibiotika therapiert. Bei der sekundären Kolpitis sollte zusätzlich die Ursache der Störung des Scheidenmilieus beseitigt werden. Um Neuinfektionen vorzubeugen, wird der Geschlechtspartner mitbehandelt.

Um einer Entzündung vorzubeugen, sollte auf Vaginalspülungen verzichtet werden. Die Patientinnen sollten keine Vorlagen mit Plastikfolie verwenden, da diese zu vermehrtem Schwitzen führen und damit eine „feuchte Kammer" begünstigen. Kochfeste, reine Baumwolle ist am besten.

Kolpitis senilis

Atrophie der Vaginalschleimhaut durch Östrogenmangel mit weißlich blutigem Fluor → Östrogensalben

❹ Durch Östrogenmangel kommt es zur Atrophie der Vaginalschleimhaut und Absonderung eines weißlichen und blutigen Fluors. Es liegt primär keine Keimbesiedlung vor.

Die Therapie besteht in der Gabe von Östrogensalben oder Vaginalzäpfchen.

6.3 Entzündungen des inneren Genitales

Zu den Entzündungen des inneren Genitales gehören die Zervizitis, die Entzündungen des Uterus (Endometritis, Myometritis und Endomyometritis) sowie die Adnexitis.

Die Entzündungen sind nach dem jeweiligen Ort der Entzündung benannt.

Im Bereich des Uterus können folgende Entzündungen auftreten:

- **Zervizitis:** Entzündung der Zervix
- **Endometritis:** Entzündung des Endometriums
- **Myometritis:** Entzündung der Muskulatur
- **Parametritis:** Entzündung des Beckenbindegewebes.

Zervizitis

! Merke

Die Zervix ist physiologischerweise eine Barriere für Infektionen durch:
- anatomische Verengung
- zilienbesetztes Epithel, das die Erreger nach außen transportiert
- speziellen Schleim (bakteriostatisch und bakteriozid)
- hoher IgA-Gehalt (lokale Immunität).

Am häufigsten ist eine Zervizitis durch Chlamydien verursacht.

Klinik
- Zwischenblutungen
- Blutiger Ausfluss
- Evtl. Brennen beim Wasserlassen

Diagnostik
Spezieller Clamydienabstrich notwendig

Die Zervizitis ist eine seltene Entzündung, bei der es zu blutigem Ausfluss kommt. Sie wird wie eine Scheideninfektion behandelt. Am häufigsten handelt es sich um eine **Chlamydieninfektion** (☞ 5.1).
Die **Symptome** sind Zwischenblutungen, Brennen beim Wasserlassen (häufig ist die Harnröhre mitbefallen), mitunter Ausfluss, begleitet von Unterbauchschmerzen.
Wichtig für die **Diagnosestellung** ist ein spezieller Chlamydienabstrich für die Mikrobiologie, die Blutentnahme für die serologische Untersuchung auf Chlamydien und die gynäkologische Untersuchung, bei der typischerweise eine gerötete Portio auffällt. Differentialdiagnostisch muss an die Gonokokkeninfektion gedacht werden (☞ 5.1).
Die Therapie umfasst Antibiotika (Tetracyclin oder Erythromycin), wobei der Partner unbedingt mitbehandelt werden muss. Bei Chlamydieninfektion in der Schwangerschaft ☞ 11.6.2.

Endometritis und Myometritis

Endometritis und Myometritis treten meist nur im Wochenbett auf.

Durch die zyklusabhängige Abstoßung der Gebärmutterschleimhaut tritt eine Endometritis und Myometritis meistens nur im Wochenbett auf, wenn Keime aus der Scheide in die Gebärmutter aufsteigen oder Bakterien (nur Tuberkulosebakterien!) über das Blut oder aus den Eierstöcken (bei einer Adnexitis) in die Gebärmutter gelangen.

Parametritis

Das Parametrium ist das Beckenbindegewebe. Durch Verletzungen des inneren Genitales, z.B. bei Operationen oder Eierstock- und Eileiterentzündungen, können Keime ins Beckenbindegewebe gelangen.
Klinisch zeigen sich starke Unterbauchschmerzen und Fieber. Bei der gynäkologischen Untersuchung tastet sich das Beckenbindegewebe derb.
Bei Abszessbildung muss der Abszess **operativ** entfernt werden. Sonst reicht eine Therapie mit Antibiotika und entzündungshemmenden Medikamenten aus.

Adnexitis

Je nach Ausbreitung unterscheidet man:
- Salpingitis
- Oopheritis
- Adnexitis.

Begünstigende Faktoren der Adnexitis, die meist eine aufsteigende Entzündung ist:
- Wochenbett
- Menstruation
- IUP
- Operative Eingriffe

❺ In der Gynäkologie werden unter dem Begriff **Adnexe** (Anhangsgebilde) Ovar und Tuben bezeichnet, die „Anhänge" des Uterus. Viele Erkrankungen betreffen nämlich Ovar und Tube gleichzeitig. Nach den entzündeten Organen unterscheidet man:
- **Salpingitis:** Entzündung der Eileiter
- **Oopheritis:** Entzündung der Eierstöcke
- **Adnexitis:** Entzündung der Eileiter und Eierstöcke.

Es werden die akute und die chronische Adnexitis unterschieden. Die Adnexitis tritt bei 10–15% der sexuell aktiven Frauen auf, meistens im Alter von 15–20 Jahren.

Meistens handelt es sich um eine aufsteigende Infektion (Chlamydien, Gonokokken, Anaerobier) aus der Vagina. In 40% der Fälle liegt eine Chlamydieninfektion vor! Auch ist ein Keimübertritt bei Infektionen der Nachbarorgane möglich, z.B. bei Appendizitis. Über den Blutweg kann es zu einer Infektion mit Tuberkulosebakterien (☞ s.u.) kommen.

Begünstigende Faktoren sind das Wochenbett, die Menstruation, Intrauterinpessare und operative Eingriffe am Genitale (z.B. Ausschabung).

Klinik

Akute Adnexitis:
- Meist seitenbetonter, plötzlich beginnender starker Schmerz im Unterbauch, der sich bei Bewegung verstärkt
- Fieber
- Übelriechender Fluor
- Übelkeit und Erbrechen durch die gleichzeitige Bauchfellentzündung.

Diagnostik

- Gynäkologische Untersuchung
- Labor
- Mikrobiologischer Abstrich
- Vaginaler Ultraschall

- Gynäkologische Untersuchung: Eileiter bzw. Eierstöcke sind tastbar verdickt. Das Bewegen des Gebärmutterhalses verursacht Schmerzen (Portioschiebeschmerz).
- Labor: Erhöhung der Leukozyten, Blutsenkung und CRP
- Bestimmung des HCG im Blut, um eine Eileiterschwangerschaft auszuschließen
- Mikrobiologische Abstriche, dabei unbedingt an Chlamydienabstriche denken!
- Vaginaler Ultraschall.

Appendizitis und Eileiterschwangerschaft (HCG-Kontrolle) sind die wichtigsten Differentialdiagnosen.

❻ Die wichtigsten **Differentialdiagnosen** sind die Appendizitis bei Schmerzen auf der rechten Seite sowie die Eileiterschwangerschaft (☞ Tab. 6.3). Eine operative Therapie darf nicht unnötig verzögert werden.

Tab. 6.3 Differentialdiagnose Appendizitis, Adnexitis, Eileiterschwangerschaft

	Appendizitis	Adnexitis	Eileiterschwangerschaft
Schmerz	wandernd, rechts (Mc Burney)	meist beidseitig ziehend	einseitig, krampfartig
Fluor	keiner	übelriechend	ggf. Blut
Temperatur	rektal/axilläre Differenz > 1 °C	rektal/axilläre Differenz > 1 °C	oft nur geringe Differenz
Ultraschall	gynäkologisch unauffällig	freie Flüssigkeit, Ovarien unscharf begrenzt, solider Adnextumor	leerer Uterus, freie Flüssigkeit, ggf. verdickte Tube

Therapie

Frühzeitige Antibiotikatherapie

Um eine Verklebung der Eileiter zu verhindern, muss frühzeitig eine antibiotische Therapie begonnen werden. Zusätzlich antientzündliche Therapie, z.B. mit Voltaren®.
Strenge Bettruhe fördert den Heilungsprozess. In unklaren Fällen oder bei Verdacht auf Abszessbildung im Bereich der Adnexe ist eine Pelviskopie mit Abstrichentnahme aus der Bauchhöhle und Drainage der Eiteransammlung nötig.

Komplikationen

- Sterilität durch Eileiterverklebung
- Peritonitis
- Hydrosalpinx
- Pyosalpinx
- Abszessbildung
- Gefahr der Chronifizierung bei ungenügender Therapie

- Verklebung der Eileiter mit der Folge der Sterilität
- Bauchfellentzündung (Peritonitis) → Lebensgefahr!
- Abszessbildung im Becken → Ansammlung von Eiter
- Flüssigkeitsansammlung im Eileiter (Hydrosalpinx)
- Eiteransammlung im Eileiter (Pyosalpinx).

Wird die Erkrankung nicht ausbehandelt, kann sie in eine **chronische Form** übergehen mit ständig wiederkehrenden Unterbauchschmerzen. Die Gefahr der Eileiterschwangerschaft und der Sterilität wird durch Verklebungen und Verwachsungen erhöht.
Therapie der chronischen Adnexitis: Wärme (Wärmeflasche, Heiße Rolle, Moorbäder), Schmerzmedikation. Die Entfernung der Adnexe muss als letzte Therapiemöglichkeit angesehen werden.

! Merke

Aus dem Amerikanischen kommt der Begriff PID (**pelvic inflammatory disease**). In diesem Begriff werden die Infektionen des oberen Genitaltraktes zusammengefasst. Je nach dem Organ, welches am stärksten betroffen ist, wird zwischen einer Endometritis, Salpingitis und Salpingo-Oophoritis bzw. Adnexitis unterschieden.

Genitaltuberkulose

Gilt als offene Tuberkulose und ist meist symptomlos

❼ In Deutschland ist diese Form der Tuberkulose sehr selten. Bei der Genitaltuberkulose gelangen die Tuberkulosebakterien über das Blut von den Ausgangs(Primär-)herden der Lunge oder des Darmes in den Genitaltrakt.

Die Genitaltuberkulose zählt zu den **offenen Tuberkulosen** (Ausscheidung von Tuberkulosebakterien über das Menstrualblut) und muss dem Gesundheitsamt gemeldet werden.
Die Genitaltuberkulose ist meist **symptomlos!** Im fortgeschrittenen Stadium kommt es zu unspezifischen Symptomen wie Abgeschlagenheit, Nachtschweiß und Zyklusstörungen. Verkleben die Eileiter, ist die Patientin steril.

Diagnostik

Bei der gynäkologischen Untersuchung fallen beidseits verdickte Tuben auf. Im mikrobiologischen Abstrich können die Tuberkelbakterien nachgewiesen werden.

Therapie

Tuberkulostatika

Die Therapie erfolgt mit spezifischen Tuberkulostatika. Die Heilungsrate liegt bei 70–90%.

? Übungsfragen

1. Beschreiben Sie Ursachen und Therapie des Pruritus vulvae.
2. Welche verschiedenen Fluorarten kennen Sie?
3. Welche Ursachen der Vulvitis gibt es, und wie sind sie therapierbar?
4. Was ist eine Kolpitis senilis, und wie wird sie therapiert?
5. Was ist eine Adnexitis, und welche Ursachen gibt es?
6. Beschreiben Sie die Differentialdiagnose zwischen Adnexitis, Appendizitis und Eileiterschwangerschaft.
7. Was sind die Besonderheiten der Genitaltuberkulose?

7 Tumorerkrankungen

7.1 Gutartige und bösartige Veränderungen der Vulva und Vagina

Dystrophie und Dysplasie

- Dystrophie: Veränderung des Epithelaufbaus
- Dysplasie: Atypische Zellen
- Präkanzerose: Karzinomvorstufe

❶ Eine **Dystrophie** ist eine Veränderung im Epithelaufbau der Haut (Epithel: oberste Hautschicht), die nicht entzündlich und nicht tumorös ist. Im Vulvabereich entwickelt sie sich langsam und besonders bei älteren Frauen, z.B. Lichen sclerosus et atrophicus.
Dysplasien dagegen sind Hautveränderungen, die mit atypischen (nicht dem Normalen entsprechenden) Zellen einhergehen. Sie sind manchmal Vorstadien eines bösartigen Tumors und werden dann **Präkanzerose** genannt.

7.1.1 Gutartige Veränderungen der Vulva

Zu den gutartigen Veränderungen der Vulva gehören Zysten (☞ 6.2.1), Atherome, Kondylome (☞ 5.2) sowie der Lichen simplex und Lichen sclerosus.

Lichen sclerosus (Atrophische Dysplasie)

Bei dieser Hauterkrankung ist die Haut stark verdünnt und unelastisch. Sie kann an vielen Stellen des Körpers auftreten. Ursächlich werden ein Östrogenmangel sowie Autoimmunprozesse angenommen. Vor allem ältere Frauen sind betroffen. Im Bereich der Vulva kommt es zu Hautschrumpfungen, die sogar den Scheideneingang verengen können; häufig begleitet von Hautrissen und Juckreiz.
Die Therapie besteht in der Anwendung von fett- und kortisonhaltigen Salben; Östrogene werden systemisch und lokal angewendet.

7.1.2 Bösartige Veränderungen der Vulva

Präkanzerosen

❷ Präkanzerosen sind zur Bösartigkeit neigende Gewebsveränderungen (schwere Dysplasien), die auch als Vorstufen von Karzinomen (Karzinom: bösartige Geschwulst eines Epithels) aufgefasst werden. Bei den Dysplasien werden drei Grade unterschieden; die Einteilung erfolgt nach der Abkürzung für Vulväre Intraepitheliale Neoplasien (VIN; Neoplasie: Neubildung):

VIN: Vulväre intraepitheliale Neoplasie in drei Stadien

- **VIN I:** leichte Dysplasie, d.h. atypische Zellen im Epithel
- **VIN II:** mäßige Dysplasie, d.h. mäßig viele atypische Zellen im Epithel
- **VIN III:** schwere Dysplasie, d.h. Präkanzerose und **Carcinoma in situ.** Dabei ist die Epithelschicht tumordurchsetzt, die Basalmembran (Trennschicht zwischen oberster Hautschicht und Bindegewebe) jedoch intakt.

Eine Sonderform der intraepithelialen Neoplasie ist der **Morbus Paget** der Vulva, der von den Hautanhangsdrüsen ausgeht.

Typische Präkanzerosen der Haut:
- Morbus Bowen
- Erythroplakie

Zwei typische Präkanzerosen der Haut sind (VIN III):
- **Morbus Bowen:** flache, begrenzte, schuppende Hautveränderung von bräunlich-roter Farbe (Entartungsrisiko 50%)
- **Erythroplakie:** rötliche Hautaffektion mit Zellveränderungen.

Vulvakarzinom

Selten, begünstigt durch HPV-Infektion

Das Vulvakarzinom ist selten. Betroffen sind hauptsächlich Frauen, die älter als 75 Jahre sind. Die Entstehung wird durch eine Erkrankung mit dem menschlichen Warzenvirus (Humanes Papilloma-Virus, HPV) begünstigt. Meist handelt es sich um Plattenepithelkarzinome (90%), selten maligne Melanome (5%).

Klinik

- Juckreiz
- Hautveränderungen
- Geschwüre

- Hautveränderungen im Vulvabereich, z.B. Rötung, Warzenbildung, Hautverdickung, Farbveränderungen
- Chronischer Juckreiz
- Bei fortgeschrittenen Fällen kommt es zu blumenkohlartigen Knoten, blutig-eitrigem Ausfluss und bei Harnröhrenbeteiligung zu schmerzhaftem Wasserlassen. Der Tumor kann Geschwüre (Ulzera) bilden sowie absterben und zerfallen (nekrotisieren).
- Metastasierung über die Leistenlymphknoten

Diagnostik

Genaue Inspektion der Vulva mit Vulvo- und Kolposkopie. Dabei Abstrich für die zelluläre (zytologische) Analyse und Probe für die feingewebliche (histologische) Untersuchung entnehmen.

TNM/FIGO-Klassifikation

Tab. 7.1 Stadieneinteilung des Vulvakarzinoms

TNM	FIGO	Kriterien	Inguinaler LK-Befall
T_{is}	0	Carcinoma in situ	0%
T_1	I	< 2 cm, Tumor auf Vulva beschränkt	20%
T_2	II	> 2 cm, Tumor auf Vulva beschränkt	40–45%
T_3	III	Infiltration von Urethra, Peritoneum, Anus, Vagina	
T_4	IVa	Infiltration in obere Urethra, Blasenmukosa und Rektummukosa	> 50%
M_1	IVb	Fernmetastasen	

Fortsetzung →

Tab. 7.1 Stadieneinteilung des Vulvakarzinoms (Forts.)

TNM	FIGO	Kriterien	Inguinaler LK-Befall
N_0		keine regionären LK-Metastasen	
N_1		beweglicher, einseitiger LK	
N_2		bewegliche, beidseitige LK	
N_3		fixierte LK, ein- oder beidseitig	

T = Tumor, N = Nodulus (Lymphknoten), M = Metastasen

- Radikale Vulvektomie
- Evtl. Bestrahlung

Therapie

- ④ Die Standardtherapie ist die Operation. Je nach Größe des Tumors wird dabei nicht nur der Tumor, sondern die gesamte Vulva entfernt. Zusätzlich werden die Leistenlymphknoten entfernt (**radikale Vulvektomie**).
- Sind die Lymphknoten von Metastasen befallen, wird postoperativ die Leistengegend bestrahlt. Jedoch erfolgt keine Chemotherapie.
- Bei inoperablen Fällen wird versucht, den Tumor elektrochirurgisch zu verkleinern. Bestrahlung und Chemotherapie werden angeschlossen (palliativ).

Prognose

Die Prognose ist aufgrund der späten Diagnosestellung (die Patientinnen gehen oft erst in fortgeschrittenen Stadien zum Arzt) relativ schlecht: 5-Jahres-Überlebensrate ca. 40%.

Früherkennung

Sowohl das Vulvakarzinom als auch das Vaginalkarzinom eignen sich zur Früherkennung. Die notwendigerweise durchzuführenden Untersuchungen sind einfach und kostengünstig. Als Untersuchungsmethoden eignen sich Inspektion, Vulvo- und/oder Vaginoskopie und die Zytologie.

7.1.3 Gutartige Veränderungen der Vagina

Zu den gutartigen Veränderungen an der Vagina zählen verschiedenartige Zysten, deren Ursache meist in einer entwicklungsgeschichtlichen Störung liegt.

7.1.4 Bösartige Veränderungen der Vagina

Präkanzerosen

Die Präkanzerosen an der Vagina werden als VAIN (Vaginale intraepitheliale Neoplasie) bezeichnet. Je nach dem Grad der Veränderung unterteilt man in:

- VAIN I: geringgradige Dysplasie
- VAIN II: mäßiggradige Dysplasie
- VAIN III: hochgradige Dysplasie und Carzinoma in situ (Basalmembran tumordurchsetzt).

Beim VAIN werden oft Papilloma-Viren (☞ 5.2) als Risikofaktor gefunden.

Vaginalkarzinom

Plattenepithelkarzinom

Das Vaginalkarzinom ist selten und tritt bevorzugt im 50.–70. Lebensjahr auf. Meist handelt es sich um ein Plattenepithelkarzinom (95%), das frühzeitig in Lymphknoten sowie Darm und Blase metastasiert.

Klinik

- Fleischwasserfarbener Ausfluss
- Blutungen

- Frühsymptome oft uncharakteristisch:
- Ausfluss (fleischwasserfarben)
- Blutungen, z.B. nach Geschlechtsverkehr
- Schmerzhaftes Wasserlassen
- Blut im Urin bei Blasenbefall, Blut im Stuhl bei Darmbefall.

Diagnostik

Fraktionierte Abrasio zum Ausschluss eines Zervix- und Endometriumkarzinoms

- Genaue Inspektion der Vagina. Dabei Abstrich für die zytologische und Probe für die histologische Untersuchung entnehmen.
- Zum Ausschluss eines Zervix- oder Endometriumkarzinoms, das sekundär die Vagina befällt, wird die Gebärmutter ausgeschabt, wobei das entfernte Material getrennt untersucht wird (fraktionierte Abrasio).
- Endoskopische Untersuchungen in Abhängigkeit vom Tumorsitz, z.B. zur Abklärung der Tumorausdehnung in Richtung Blase, Darm, Harnröhre.

Therapie

Kontaktbestrahlung

❹ Je nach Tumorsitz und -größe entweder operative Entfernung oder Strahlentherapie. Die Vagina eignet sich für eine direkte Kontaktbestrahlung. Dazu wird ein Metallzylinder, der mit radioaktiven Stoffen gefüllt ist, in die Scheide eingelegt (Vaginalzylinder). Zusätzlich erfolgt meist noch eine perkutane Bestrahlung.

Prognose

Die 5-Jahres-Überlebensrate beträgt 47%.

Früherkennung

Sowohl das Vulvakarzinom als auch das Vaginalkarzinom eignen sich zur Früherkennung. Die notwendigerweise durchzuführenden Untersuchungen sind einfach und kostengünstig. Als Untersuchungsmethode eignen sich Inspektion, Vulvo- und/oder Vaginoskopie und die Zytologie.

? Übungsfragen

❶ Was ist der Unterschied zwischen Dysplasie und Dystrophie?

❷ Beschreiben Sie die Präkanzerosen der Vulva.

❸ Wie wird das Vulvakarzinom therapiert?

❹ Wie wird das Vaginalkarzinom therapiert?

7.2 Gutartige und bösartige Erkrankungen der Tube und der Ovarien

7.2.1 Gutartige Erkrankungen der Tube

Tumoren der Tuben:
- Hydrosalpinx
- Pyosalpinx
- Hämatosalpinx

Tumoren im Sinne von Ansammlungen von Flüssigkeiten (Hydrosalpinx), Eiter (Pyosalpinx) oder Blut (Hämatosalpinx) können zu Verdickungen der Tube führen. Es kommt zu starken Unterbauchschmerzen, und es besteht die Gefahr der Tubenverklebung mit nachfolgender Sterilität.

7.2.2 Bösartige Erkrankungen der Tuben

Tubenkarzinom ist sehr selten, jedoch mit schlechter Prognose.

Tubenkarzinome sind sehr selten. Der Altersgipfel liegt bei 55–65 Jahren. Tubenkarzinome sind klinisch unspezifisch mit Ausfluss, Schmerzen und Blutungen. Sie metastasieren früh in die Lymphknoten neben der Aorta. Da sie häufig erst im metastasierenden Stadium erkannt werden, ist ihre Prognose sehr schlecht.

7.2.3 Gutartige Erkrankungen der Ovarien

Ovarialzysten

Klare Abgrenzung gegenüber der Umgebung

Einteilung der Zysten nach ihrer Entstehung
❶ Zysten sind flüssigkeitsgefüllte Tumore, die klar von ihrer Umgebung abgegrenzt sind. Ovarialzysten werden nach ihrer Ätiologie eingeteilt:
- ❷ **Funktionelle Zysten:** Aufgrund eines hormonellen Ungleichgewichts bilden sich Zysten, die gelegentlich Blutungsstörungen verursachen.
- **Retentionszysten** können über Jahre unverändert im Ovar verbleiben. Sie haben häufig keine klinische Relevanz.
- **Corpus-luteum-Zysten:** Verflüssigung des Inhaltes eines Corpus luteum, besonders häufig in der Schwangerschaft
- **Thekaluteinzysten:** Sie können bei Überstimulation des Ovargewebes mit Hormonen entstehen, z.B. bei Zwillingsschwangerschaft als Umwandlung eines nicht rupturierten Follikels.
- **Polyzystische Ovarien** (PCO-Syndrom): Ein typischer Befund bei Hyperandrogenämie (☞ 2.5).

Klinik

Symptomlos, jedoch Gefahr der Stieldrehung mit heftigen Unterbauchschmerzen

Meist sind Ovarialzysten symptomlos. Platzt die Zyste, kann es zu einem plötzlichen abdominalen Schmerz kommen. Eine gefürchtete Komplikation ist die **Stieldrehung.**

Diagnostik

Regelmäßige Ultraschallkontrolle, um das Wachstum beobachten zu können

Beim Ultraschall kann die Zyste erkannt werden. Bei der gynäkologischen Untersuchung ist ein prall-elastischer Tumor im Unterbauch zu tasten.

Therapie

- Laparoskopie
- Hormontherapie

Die Zyste wird regelmäßig sonographisch kontrolliert, um eine Größenzunahme erkennen zu können. Bei Größenzunahme oder starken Beschwerden muss die Zyste operativ möglichst durch **Laparoskopie** entfernt werden. Nach einer **Hormontherapie** mit Gestagenen in der zweiten Zyklushälfte über 2–3 Zyklen verschwinden ca. 80% der Zysten.

Gutartige Ovarialtumoren

Entartung möglich, deshalb ist Entfernung zu empfehlen

80% der Ovarialtumoren sind **primär gutartig.** Es besteht aber ein relativ hohes Entartungsrisiko. Deshalb sollten alle Ovarialtumoren bis auf funktionelle Ovarialzysten operativ entfernt und feingeweblich untersucht werden.

Einteilung der Ovarialtumoren nach ihrem Ursprungsgewebe:
- Epitheliale Tumoren
- Keimzelltumoren
- Keimstrangtumoren
- Mesenchymale (bindegewebige) Tumoren

Es gibt eine Vielzahl von Ovarialtumoren, die aus unterschiedlichen Geweben entstehen.
- Etwa 65% sind **epitheliale Tumoren,** z. B. seröses Kystadenom, muzinöse oder endometroide Tumoren.
- **Keimzelltumoren** (25%) entwickeln sich aus:
  - unreifen Keimzellen, z. B. Dysgerminom
  - embryonalen Zellen, z. B. Teratom, Dermoid. Dermoide kommen häufig in zystischer Form vor und können beispielsweise Haare oder Zähne enthalten.
  - extraembryonalen Zellen, z. B. Chorionkarzinom.
- **Keimstrangtumoren** (8%) wachsen aus den hormonproduzierenden Zellen des Ovars. So produzieren
  - Granulosazelltumoren: Östrogene
  - Androblastome: Androgene
  - Gynandroblastome: Östrogene und Androgene.
- **Mesenchymale Tumoren,** z. B. Fibrome (ca. 5%) gehen vom Bindegewebe aus und produzieren keine Hormone.

Klinik

Symptome treten erst spät auf:
- Zunahme des Bauchumfanges
- Störung der Blasen- und Darmentleerung
- Vermännlichung

Beschwerden treten oft erst bei sehr großen Tumoren auf. Der Tumor breitet sich erst im kleinen Becken und dann in Richtung Oberbauch aus. Es kommt zu einer **Zunahme des Bauchumfanges, Störung der Blasen- und Darmentleerung** und bei hormonproduzierenden Tumoren zu **Hormonwirkungen,** z. B. Vermännlichung mit Bartwuchs und tiefer Stimme bei vermehrter Testosteronproduktion.
Als mögliche Komplikation kommt die **Stieldrehung** vor.

Diagnostik und Therapie

Operation, um ein Karzinom auszuschließen

Gynäkologische Tastuntersuchung, Ultraschall, evtl. Hormonbestimmung.
Der Tumor wird operativ entfernt, hauptsächlich um ein Karzinom auszuschließen.

7.2.4 Bösartige Erkrankungen der Ovarien

Ovarialkarzinom

Das Ovarialkarzinom ist der vierthäufigste maligne Tumor der Frau. Der Altersgipfel liegt zwischen dem 60. und 70. Lebensjahr. In 15% der Ovarialtumoren handelt es sich um Metastasen anderer Karzinome. Eine Sonderform ist der KRUKENBERG-Tumor als Abtropfmetastase eines Magenkarzinoms.
Einige der anfänglich gutartigen Ovarialtumoren können zu bösartigen Tumoren entarten. Beispiele sind das seröse Kystadenokarzinom (aus einem Kystadenom), das endometroide Karzinom oder das Granulosazellkarzinom.
Zu den **Risikofaktoren** zählen Kinderlosigkeit, hoher sozialer Status, weiße Hautfarbe. Manchmal ist eine familiäre Häufung von Mamma- und Ovarialkarzinomen zu beobachten. Eine regelmäßige Einnahme von Ovulationshemmern und die Geburt mehrerer Kinder mindern das Karzinomrisiko.

Klinik

Symptome treten erst spät auf:
- Zunahme des Bauchumfanges
- Störung der Blasen- und Darm-entleerung
- Hormonwirkung

❸ Es gibt keine Frühsymptome, da der Tumor im Bauch viel Platz zur Ausdehnung hat. Bei zunehmendem Wachstum kommt es zu einer **Zunahme des Bauchumfangs,** zu **Problemen beim Wasserlassen** und beim Stuhlgang, zu Druckschmerzen im Bauch, zu einem Fremdkörpergefühl, zum allgemeinen körperlichen Verfall und Gewichtsverlust.
Bei hormonaktiven Tumoren kann der erhöhte Hormonspiegel zur Vermännlichung (Virilisierung) führen.

Diagnostik

- Gynäkologische Untersuchung
- Ultraschall
- Tumormarker: CA 125, HCG, AFP, CA 72–4

- Gynäkologische Tastuntersuchung
- Ultraschall (vaginal und abdominal)
- **Tumormarker** CA 125, HCG, AFP, CA 72–4
- Untersuchung anderer Organe zum Ausschluss der Beteiligung durch CT, NMR, Röntgen-Thorax, Ultraschall der Leber, Mammographie, Blasen- und Darmspiegelung, Darstellung der ableitenden Harnwege (Infusionsurogramm).

TNM/FIGO-Klassifikation

Tab. 7.2 Stadieneinteilung des Ovarialkarzinoms

TNM	FIGO	Kriterien
T_1	I	Tumor auf die Ovarien beschränkt
T_{1a}	Ia	Tumor auf ein Ovar beschränkt
T_{1a1}	Ia1	Kapsel intakt, kein Tumor auf der Ovaroberfläche
T_{1a2}	Ia2	Kapsel rupturiert oder Tumor auf der Ovaroberfläche
T_{1b}	Ib	beide Ovarien befallen, kein Aszites
T_{1b1}	Ib1	Kapsel intakt, kein Tumor auf der Ovaroberfläche

Fortsetzung →

Tab. 7.2 Stadieneinteilung des Ovarialkarzinoms (Forts.)

TNM	FIGO	Kriterien
T_{1b2}	Ib2	eine oder beide Kapseln rupturiert oder Tumor auf einer oder beiden Ovaroberflächen
T_{1c}	Ic	Tumor auf ein oder beide Ovarien beschränkt, Aszites oder Peritonealflüssigkeit mit malignen Zellen
T_2	II	Tumor einer oder beider Ovarien, Ausdehnung auf das kleine Becken beschränkt
T_{2a}	IIa	Befall von Uterus und/oder Tuben, kein Aszites
T_{2b}	IIb	Befall anderer Organe des kleinen Beckens, kein Aszites
T_{2c}	IIc	Befall von Organen des kleinen Beckens, Aszites oder Peritonealflüssigkeit mit malignen Zellen
T_3	III	Tumor in einem oder beiden Ovarien, intraperitoneale Metastasen außerhalb des kleinen Beckens und/oder retroperitoneale Metastasen, Befall von Omentum majus oder Dünndarm
T_{3a}	IIIa	ausschließlich mikroskopische Metastasen außerhalb des kleinen Beckens
T_{3b}	IIIb	Metastasen bis 2 cm außerhalb des kleinen Beckens
T_{3c}	IIIc	Metastasen > 2 cm außerhalb des kleinen Beckens oder retroperitoneale Metastasen
M_1	IV	Fernmetastasen (z.B. intrahepatische Metastasen, Pleuraerguss)
N_1		Befall regionärer (iliakal oder paraaortal) LK

T = Tumor, N = Nodulus (Lymphknoten), M = Metastasen

Therapie

- Adnektomie mit Lymphknotenentfernung
- Anschließend Chemotherapie
- Second-look-Operation

- **Operation:** Über eine Laparotomie wird das auffällige Ovar entfernt. Dann wird das Ovar in einem Schnellverfahren feingeweblich untersucht (Schnellschnitt). Ist der Tumor gutartig, so genügt es, nur den auffälligen Befund zu entfernen. Bei Bösartigkeit werden zusätzlich die Gebärmutter mit beiden Eileitern und Eierstöcken, das große Netz, die Beckenlymphknoten und die Lymphknoten neben der Aorta entfernt. Bei Darmbefall werden die betroffenen Darmanteile entfernt und notfalls ein Anus praeter naturalis angelegt.
- **Chemotherapie:** Da bei der Operation oft Mikrometastasen gesetzt werden, ist eine nachfolgende Chemotherapie meistens notwendig.
- Zur Kontrolle der chemotherapeutischen Wirkung kann man eine zweite Operation, eine sog. **Second-look-Operation** anschließen.
- Eine Strahlentherapie wird nur bei einzelnen, nicht operablen Herden sowie als Schmerztherapie bei Knochenmetastasen angeschlossen.

Prognose

Der wichtigste Prognosefaktor ist die Größe des Resttumors nach der Operation. Insgesamt beträgt die 5-Jahres-Überlebensrate 30–70%.

Früherkennung

Die im Rahmen der Routineuntersuchung durchgeführte Vaginalsonographie ist insbesondere bei postmenopausalen Frauen zur Entdeckung von pathologischen Veränderungen am Ovar sinnvoll. Der Nachweis einer vermehrten Durchblutung (Vaskularisationsnachweis) erhöht die Entdeckungsrate auffälliger Prozesse.

Physiotherapie

Bei allen gynäkologischen Operationen besteht eine erhöhte Thrombosegefahr; deshalb ist es wichtig, dass die Patientinnen frühzeitig thromboseprophylaktische Übungen durchführen und so schnell wie möglich mobilisiert werden.

Borderline-Tumoren

Ovarialtumoren mit Zellatypien, die aber kein invasives und zerstörendes Wachstum zeigen, werden als Borderline-Tumoren bezeichnet. Ein Übergang in ein invasives Karzinom ist nicht zwingend. Die Prognose ist mit einer 10-Jahres-Überlebenswahrscheinlichkeit von 70–90% sehr gut. Die Therapie entspricht der des Ovarialkarzinoms.

? Übungsfragen

1. Wie werden Ovarialzysten nach ihrer Ätilogie eingeteilt?
2. Was sind funktionelle Ovarialzysten, und wie werden sie therapiert?
3. Beschreiben Sie bitte die Klinik beim Ovarialkarzinom.

7.3 Gutartige und bösartige Erkrankungen des Uterus

7.3.1 Gutartige Erkrankungen der Zervix

Ektopie

- Plattenepithel an Portio
- Zylinderepithel im Zervikalkanal

Verschiebung der Epithelgrenze nach außen: Ektopie

(1) An der Zervix uteri gibt es 2 verschiedene Epithelformen:

- **Plattenepithel** (oberste Zellschicht der Haut) an der Portio
- **Zylinderepithel** (oberste Zellschicht der Schleimhaut) im Gebärmutterhalskanal (Zervikalkanal).

Häufig liegt die Grenze zwischen Plattenepithel und Zylinderepithel im Bereich des Gebärmutterhalses. Verschiebt sich diese Grenze nach außen auf den Muttermund, besteht eine **Ektopie.** Bei der geschlechtsreifen Frau ist dies ein normaler Befund. Manchmal treten aber geringe Beschwerden, z.B. Ausfluss oder **Kontaktblutungen** (Blutungen nach Geschlechtsverkehr) auf.

Diagnostik

Bei der gynäkologischen Spekulumeinstellung ist ein rötlicher, unregelmäßig begrenzter Saum um den äußeren Muttermund zu sehen.

Therapie

Nur bei Beschwerden

Nur bei Beschwerden wie Kontaktblutungen oder Ausfluss muss eine Ektopie therapiert werden. Lokale Östrogentherapie, Laserkoagulation der Ektopie oder Oberflächenätzung sind mögliche Therapieverfahren.

Zysten

Ovula Nabothi: Zervikale Retentionszysten

Entstehen durch Sekretstau, z. B. bei Ektopie

Zysten entstehen, wenn die Ausführungsgänge der zervikalen Drüsen durch Plattenepithel, z. B. bei der Ektopie, verlegt werden. Das Sekret staut sich und es bilden sich Zysten.
Zervikale Zysten bereiten keine Schmerzen. Es kann jedoch zu zervikalem Fluor kommen.

Diagnostik

Bei der gynäkologischen Spekulumeinstellung sind auf der Portiooberfläche weißliche, blasenartige Vorwölbungen zu sehen. Das sind die Zysten, die Ovula Nabothi (M. NABOTH, Anatom in Leipzig 1675–1721) genannt werden.

Therapie

Nur sehr große Retentionszysten, die Beschwerden bereiten, müssen operativ eröffnet werden.

7.3.2 Gutartige Erkrankungen der Gebärmutter

Endometriose

Gebärmutterschleimhaut außerhalb der Gebärmutterhöhle, die hormonabhängig reagiert

- Endometriosis genitalis interna
- Endometriosis genitalis externa
- Endometriosis extragenitalis

❷ Bei der Endometriose kommt die normale Gebärmutterschleimhaut (Endometrium) außerhalb der Gebärmutterhöhle (Cavum uteri) vor. Diese versprengte Schleimhaut unterliegt wie die normale Schleimhaut in der Gebärmutter den hormonellen Veränderungen des Menstruationszyklus.
Die Endometriose wird nach dem Ort, an dem sie auftritt, eingeteilt:

- **Endometriosis genitalis interna:** Gebärmutterschleimhaut (Endometrium) in der *Muskulatur* der Gebärmutter
- **Endometriosis genitalis externa:** Gebärmutterschleimhaut in anderen Genitalorganen außerhalb des Uterus. Hierzu gehören die Eierstöcke, die Eileiter, die Vagina, die Vulva, der Damm, das runde Mutterband (Lig. rotundum) und die Bauchfellgrube zwischen Gebärmutter und Harnblase (**DOUGLAS-Raum**).
- **Endometriosis extragenitalis:** Gebärmutterschleimhaut außerhalb der Geschlechtsorgane, z. B. in Lunge, Harnblase, Gehirn oder Darm.

Verschleppung der Schleimhaut durch Entwicklungsstörungen, während der Menstruation, Operationen

Krankheitsursache

Die genaue Ursache ist nicht bekannt. Es gibt mehrere Theorien, die versuchen, die Entstehung zu erklären:

- Verschleppung von Gebärmutterschleimhaut während der Regelblutung (Menstruation) sowohl zurück in den Bauchraum als auch in Richtung Scheidenausgang. Eine Störung des Immunsystems führt dazu, dass versprengte Gebärmutterschleimhautzellen nicht erkannt werden. Somit kann es zu einer Absiedlung an einem falschen Ort kommen.
- Bei der Entwicklung der Geschlechtsorgane nisten sich Inseln von Gebärmutterschleimhaut von vorneherein am falschen Ort ein.
- Streuung von Gebärmutterschleimhautzellen durch operative Eingriffe, z. B. Eröffnung der Gebärmutter bei einem Kaiserschnitt.

- Zyklusabhängige Schmerzen je nach Lokalisation
- Unklare Sterilität
- Blutiger Urin, blutiger Auswurf bei Befall von Blase oder Lunge möglich

Klinik

- **Schmerzen:** Die verlagerte Gebärmutterschleimhaut unterliegt dem normalen Menstruationszyklus. Es kommt somit zu zyklusabhängigen Schmerzen, die besonders 1–2 Tage vor der Menstruation auftreten. Je nach Lokalisation der Endometrioseherde kommt es zu Schmerzen beim Geschlechtsverkehr (Dyspareunie), beim Wasserlassen oder Stuhlgang, zu schmerzhaften Regelblutungen (Dysmenorrhoe) oder unspezifischen Unterbauchschmerzen.
- **Blutiger Urin, blutiger Husten:** Findet ein Endometrioseherd Anschluss an ein Hohlorgan (z. B. Blase, Lunge), so kommt es bei Herden in der Blase zu blutigem Urin, bei Herden in der Lunge zu blutigem Husten.
- **Sterilität:** Verschließt ein Endometrioseherd den Eileiter oder nimmt er große Teile der Eierstöcke für sich ein, kommt es zur Unfruchtbarkeit.

- Tastbare Endometrioseherde
- Laparoskopie

Diagnostik

- Bei der **gynäkologischen Tastuntersuchung** können Endometrioseherde, z. B. an den Eierstöcken oder im DOUGLAS-Raum, getastet werden.
- **Laparoskopie** (Bauchspiegelung): Sie wird direkt vor der Regelblutung durchgeführt, weil dann die Herde am größten sind. Sie sind mit bloßem Auge (makroskopisch) als bläulich schimmernde Knötchen sichtbar. Große Zysten mit eingedicktem Blut erscheinen häufig braun-schwarz und werden Teer- oder Schokoladenzysten genannt.

- Operative Entfernung der Endometrioseherde
- Hormontherapie

Therapie

- In den Wechseljahren ist bei Beschwerdefreiheit keine Therapie nötig, da mit Versiegen der zyklusabhängigen Hormonproduktion auch der Wachstumsreiz für die Endometriose zurückgeht.

- Bei Patientinnen mit Kinderwunsch oder starken Beschwerden werden die Endometrioseherde operativ entfernt, evtl. schon bei der Laparoskopie. Kleine Herde werden entweder mit dem Laser oder elektrisch zerstört (koaguliert). Größere Herde oder Zysten werden ausgeschält. Wichtig ist, dass kein Gewebe aus den Zysten im Bauchraum verstreut wird, da dadurch neue Herde gesetzt werden könnten.
- Zur Vermeidung von Rückfällen oder bei Befunden, die nicht operiert werden können, wird hormonell behandelt. Durch Gestagene beispielsweise wird der Wachstumsreiz auf das Endometrium und somit die zyklische Anschwellung der versprengten Gebärmutterschleimhaut vermindert. Dadurch kommt es zu einer deutlichen Verminderung der Schmerzen und manchmal zum Absterben der Zellen.

Zervixpolypen

Gutartige, dunkelrote, weiche verletzliche Gebilde, die aus dem Zervikalkanal wachsen.

Zervixpolypen sind gutartige, meist gestielte Geschwülste der Schleimhaut. Sie können mehrere Zentimeter lang werden. Fast immer ragen sie aus dem äußeren Muttermund hervor. Sie sind häufiger als Korpuspolypen und treten besonders bei Mehrgebärenden auf.

Klinik

Meist bestehen keine Beschwerden. Selten sind Blutungen nach dem Geschlechtsverkehr (Kontaktblutung), Zwischenblutungen oder schleimiger Ausfluss (zervikaler Fluor).

Diagnostik

Bei der Spekulumeinstellung sind dunkelrote, weiche, leicht verletzliche Gebilde zu sehen. Zervixpolypen müssen von einem aus dem Gebärmutterhals herauswachsenden bösartigen Tumor, dem Kollumkarzinom, abgegrenzt werden.
Die Abgrenzung ist durch zwei Untersuchungen möglich:

- Zytologischer Abstrich zur Beurteilung der Zellen
- Operative Entfernung und feingewebliche Untersuchung des Polypen.

Therapie

Wegen möglicher Entartung operative Entfernung notwendig

Die Polypen müssen operativ entfernt werden, da sie – wenn auch selten – bösartig werden können. Der Polyp wird an seiner Basis abgetrennt, wobei gestielte Polypen abgedreht, breitbasig aufsitzende Polypen meist elektrisch entfernt werden.

Myome

Gutartige, hormonabhängige Tumoren der glatten Muskulatur.
Formen:
1 Subseröses Myom
2 Intraligamentäres Myom
3 Intramurales Myom
4 Submuköses Myom

Myome sind gutartige, hormonabhängige Tumoren der glatten Muskulatur des Uterus, die nach ihrem Lokalisationsort unterschieden werden (☞ Abb. 7.1). Sie sind meist rund, können aber durch Druck von der Umgebung andere Formen annehmen.
20–30% aller Frauen über 30 haben Uterusmyome. Ihre Entstehung ist genetisch bedingt. Meistens wird ihr Wachstum durch Östrogene beschleunigt.

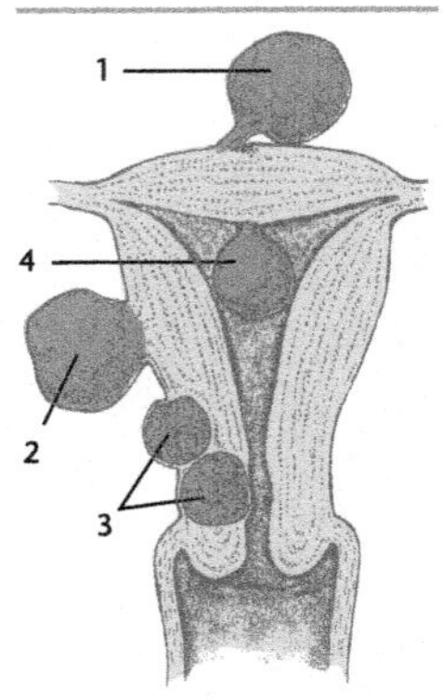

Abb. 7.1 Uterus myomatosus [L 190]

Klinik

- Blutungsstörungen
- Druck im Unterbauch
- Neigung zu Fehlgeburten
- Uterusatonie bei Geburten

- Typisch sind Spotting (☞ Tab. 3.1), Hypermenorrhoe, Menorrhagien und Dysmenorrhoe, da der Uterus nicht mehr in der Lage ist, sich über dem Myom zusammenzuziehen und für einen ausreichenden Blutstillungsmechanismus zu sorgen.
- Druckgefühl im Unterbauch mit eventuellen Lageveränderungen der Organe
- Neigung zu Fehlgeburten
- Harndrang bei Druck auf die Blase.

Komplikationen

- Anämie
- Stieldrehung
- Harnstau

- ❸ Anämie aufgrund der stärkeren Blutungen
- Harnstau bei sehr großem Uterus, der auf den Harnleiter drückt
- **Stieldrehung:** Ein gestieltes Myom dreht sich um die Stielachse. Dadurch werden die Gefäße abgeschnürt, das Myom wird minderversorgt und kann schließlich absterben (Nekrose). Es können Symptome eines akuten Abdomens mit bretthartem Bauch und akuten Schmerzen auftreten.
- Sehr selten (in 0,5% der Fälle) ist eine maligne Entartung zum Uterussarkom.

In der Schwangerschaft besteht die erhöhte Gefahr der Fehl- oder Frühgeburt, kindlicher Fehlbildungen durch Platzmangel und der vorzeitigen Ablösung der Plazenta (☞ 12.3.4).
Bei der Geburt können Myome ein **Geburtshindernis** sein oder eine **Uterusatonie** (☞ 13.4.3) verursachen.

Diagnostik

Große Myome sind bei der gynäkologischen Untersuchung tastbar. Mittels Ultraschall können Größe, Lage und Wachstum bestimmt werden.

- Hysterektomie
- Hormontherapie
- Auch in der Schwangerschaft ab der 14. SSW zu entfernen

Therapie

- Eine **Operation** ist bei großen Myomen oder Myomwachstum, starken Beschwerden, unklarer Sterilität, Anämie, gehäuften Fehlgeburten und einer Stieldrehung indiziert.
  - Bei Frauen mit Kinderwunsch wird nur das Myom entfernt, bei älteren Frauen oder unstillbaren Blutungen wird hysterektomiert. Sehr große Myome können zusätzlich vor der Operation durch eine Hormontherapie verkleinert werden.
  - Auch in der Schwangerschaft können Myome ab der 14. Schwangerschaftswoche entfernt werden. Die Organentwicklung beim Kind ist dann abgeschlossen und die Narkose hat weniger Risiken.
- Bei nicht so ausgeprägten Befunden erfolgt eine **Hormontherapie** mit Gestagenen, die die Regelblutung abschwächen und manchmal auch zur Verkleinerung der Myome führen.

7.3.3 Bösartige Veränderungen der Zervix

Präkanzerosen der Zervix

Einteilung der Dysplasien nach **CIN:** Cervicale Intraepitheliale Neoplasie

Wie bei dem Vulvakarzinom werden drei Grade von **Dysplasien** unterschieden. Die Einteilung erfolgt nach der Abkürzung für Cervicale Intraepitheliale Neoplasie:

- **CIN I:** leichte Dysplasie (PAP IIID), kann sich spontan zurückbilden
- **CIN II:** mittelschwere Dysplasie (PAP IIID), kann innerhalb kurzer Zeit in ein Carzinoma in situ übergehen → Konisation (s. u.)
- **CIN III:** schwere Dysplasie, d. h. Präkanzerose (PAP IVa) und Carcinoma in situ (PAP IVb); Konisation empfohlen. Wenn kein Kinderwunsch besteht, sollte eine Hysterektomie angeschlossen werden, da das Carzinoma in situ sehr häufig rezidiviert.

Zervixkarzinom

Häufigster weiblicher Genitaltumor

Entstehung am Übergang Plattenpithel der Portio und Zylinderepithel der Zervix

Das Zervixkarzinom hat zwei Altersgipfel, einen zwischen dem 35.–45. Lebensjahr und einen zwischen dem 65.–75. Lebensjahr.
Es entsteht meist im Übergangsbereich zwischen dem Plattenepithel der Portio und dem Zylinderepithel der Zervix. Zu 94% handelt es sich um ein Plattenepithelkarzinom, zu 6% um ein Adenokarzinom (in den Drüsen wachsendes Karzinom).

Risikofaktoren

Als begünstigende Faktoren gelten:

- Frühzeitiger Geschlechtsverkehr
- Häufiger Partnerwechsel
- Z. n. Gonorrhoeerkrankung
- Schlechte Genitalhygiene (beider Partner)
- Rauchen
- Infektionen mit dem menschlichen Warzenvirus (Humanes Papilloma-Virus, HPV).

Stadieneinteilung (TNM/FIGO-Klassifikation)

Fünf Stadien des Zervixkarzinoms

Das Zervixkarzinom selbst wird in fünf Stadien unterteilt.

Tab. 7.3 Stadieneinteilung des Zervixkarzinoms

TNM	FIGO	Kriterien
Tis	0	Carcinoma in situ
T1	I	Karzinom auf den Uterus begrenzt
T1a	Ia	Mikroinvasives Karzinom (kann nur histologisch diagnostiziert werden)
T1a1	Ia1	Invasionstiefe < 3 mm, Oberflächenausdehnung < 7 mm
T1a2	Ia2	Invasionstiefe > 3 mm < 5 mm, Oberflächenausdehnung < 7 mm
T1b	Ib	alle anderen Fälle des Stadium I (z.B Infiltration des Corpus uteri)
T2	II	Uterus überschritten, Beckenwand und unteres ⅓ der Vagina nicht erreicht
T2a	IIa	nur die Vagina, nicht die Parametrien befallen
T2b	IIb	Parametrien oder Parametrien und Vagina befallen
T3	III	Befall der Parametrien bis zur Beckenwand und/oder Befall des unteren ⅓ der Vagina und/oder Hydronephrose oder stumme Niere
T3a	IIIa	Befall des unteren ⅓ der Vagina
T3b	IIIb	Befall der Parametrien bis zur Beckenwand und/oder Hydronephrose oder stumme Niere
T4	IVa	Infiltration von Blasen- und/oder Rektumschleimhaut
M1	IVb	Metastasen außerhalb des kleinen Beckens
N0		keine Lymphknoten(LK)-Metastasen
N1		regionäre LK-Metastasen (bis Leistenband/Aortenbifurkation)
N2/3		wird nicht benutzt
N4		LK-Befall oberhalb der Aortenbifurkation/unterhalb des Leistenbandes

T = Tumor, N = Nodulus (Lymphknoten), M = Metastasen

Klinik

Karzinom mit Spätsymptomen, deshalb regelmäßige Vorsorgeuntersuchung

Das Zervixkarzinom bereitet erst sehr spät Symptome wie Zwischenblutungen oder Kontaktblutungen. Deshalb ist die **regelmäßige Krebsvorsorgeuntersuchung** zur Früherkennung besonders wichtig. Bei massiver Tumorausbreitung kommt es zu Störungen der Blasen- und Darmfunktion sowie Einengungen von Gefäßen, Nerven und v.a. der Harnleiter.

- Zytologischer Abstrich nach PAPANICOLAOU
- Biopsie
- Zystoskopie
- Rektoskopie
- Tumormaker SCC und CEA
- Metastasen-ausschluss

Diagnostik

❹ Die Diagnostik beinhaltet:
- Vor allen anderen Untersuchungen ist ein zytologischer Abstrich zu entnehmen und nach PAPANICOLAOU zu bewerten (☞ 2.5.2).
- Kolposkopie (☞ 2.4)
- Gynäkologische Tastuntersuchung und Spekulumeinstellung
- Probenentnahme (Biopsie)
- Zystoskopie (Blasenspiegelung) und Rektoskopie (Darmspiegelung), um die Tumorausdehnung zu beurteilen
- Bestimmung der Tumormarker im Blut (hier: SCC und CEA)
- Zum weiteren Metastasenausschluss Ultraschall der Leber und des Unterbauches, Röntgen-Thorax, evtl. Skelettszintigraphie, CT oder NMR.

Therapie ist stadien-abhängig

Therapie

Die Therapie des Zervixkarzinoms ist stadienabhängig.

Operation
- Konisation
- Hysterektomie
- Radikaloperation nach WERTHEIM-MEIGS

Operation

Bei kleinen, nicht ausgedehnten Befunden ist die Operation die Therapie der Wahl. Wenn die Eierstöcke nicht befallen sind, können sie häufig erhalten beleiben. Drei verschiedene Operationsmöglichkeiten sind gegeben:
- **Konisation:** Bei Tumoren, die die Basalmembran noch nicht durchbrochen haben (Carcinoma in situ), wird ein kegelartiges Gewebestück der Zervix entfernt.
- **Hysterektomie:** Bei durch die Konisation nicht sicher im Gesunden entfernten Tumoren (Invasionstiefe maximal 1 mm von der nächsten Basalmembran entfernt) oder bei abgeschlossener Familienplanung wird die Gebärmutter entfernt.
- **Radikaloperation nach WERTHEIM-MEIGS:** Bei ausgedehnten Befunden werden die Gebärmutter, Parametrien, das obere Scheidendrittel und die Beckenlymphknoten entfernt. Bei massiver Ausdehnung des Tumors werden manchmal Darm- oder Blasenanteile mitentfernt. Eine operationsbedingte Komplikation ist der Lymphstau der Beine aufgrund der entfernten Lymphbahnen.

Bestrahlung
- Afterloading
- Perkutane Strahlen-therapie

Bestrahlung

- **Primäre Strahlentherapie** bei sehr ausgeprägten Befunden oder Patientinnen, die nicht operiert werden können. Ist der Befund nicht im Gesunden zu operieren, ist die Strahlentherapie effektiver als die Operation. Es gibt zwei Methoden:
  - Lokale Strahlentherapie durch Einführen von Strahlenkörpern in die Scheide, z.B. **Afterloading** (Nachladeverfahren): Eine leere Hülse wird in die Scheide eingelegt und über eine Fernsteuerung mit radioaktivem Material gefüllt, wenn das Personal den Raum verlassen hat.
  - **Perkutane** (durch die Haut) **Strahlentherapie**: Äußere Bestrahlung von bestimmten Arealen je nach Tumorausbreitung.
- **Sekundäre Strahlentherapie** bei befallenen Lymphknoten. Sowohl das Afterloading als auch die perkutane Bestrahlung werden angewandt.

Komplikationen der Bestrahlung sind Hautreizungen in der Genitalregion, die sich oft entzünden, Neigung zu Blasenentzündungen (evtl. antibiotische Therapie) und Durchfall. Außerdem kann sich eine Fistel zwischen den Hohlorganen im kleinen Becken bilden.
Auf ausreichende Flüssigkeits- und Elektrolytzufuhr achten, ggf. Imodium®.

Chemotherapie

Ggf. Chemotherapie

Das Zervixkarzinom ist schlecht mit Chemotherapeutika zu behandeln.

Früherkennung

Die zur Früherkennung des Zervixkarzinoms sinnvolle Untersuchung ist der Zervixabstrich (☞ 2.7). Der Zervixabstrich ist einfach in der Durchführung, beliebig oft wiederholbar, praktisch ohne Nebenwirkungen und kostengünstig. Die Inzidenz des Zervixkarzinoms ist seit Einführung des Zervixabstriches 1971 um über 60% gesunken.

! Merke

Der Zervixabstrich ist der erfolgreichste Krebstest aller Zeiten und gilt als Goldstandard in der Früherkennung des Zervixkarzinoms.

Physiotherapie

Während und bis 1 Woche nach der perkutanen Bestrahlung darf die Haut nicht mit Wasser, Seife, Cremes oder Ölen in Berührung kommen. Nach der Bestrahlung den Patientinnen eine Ruhepause ermöglichen und mindestens eine Stunde bis zur physiotherapeutischen Behandlung warten.

! Merke

Die Prognose des Zervixkarzinoms ist abhängig vom Stadium des Tumors. Bei Früherkennung beträgt die 5-Jahres-Überlebensrate ca. 90%. Deshalb ist eine regelmäßige Krebsvorsorge so wichtig.

7.3.4 Bösartige Veränderungen der Gebärmutter

Präkanzerosen

Adenomatöse Hyperplasie

Zu den Präkanzerosen der Gebärmutter gehören Veränderungen der Endometriumschleimhaut. Es kommt zu einem verstärkten Wachstum der Endometriumdrüsen insbesondere unter Hormoneinfluss (Östrogene).
Klinisch fallen die Frauen durch Blutungsstörungen (Dauerblutungen, Postmenopausenblutung, Metrorrhagien) auf.
Die Therapie besteht bei postmenopausalen Frauen und Frauen ohne Kinderwunsch in einer Hysterektomie.

Endometriumkarzinom

Auch Korpuskarzinom genannt, ca. 17% der Genitaltumoren

⑥ Das Endometriumkarzinom, auch Korpuskarzinom genannt, hat einen Anteil von ca. 17% der Genitaltumoren und gehört zu den häufigsten malignen Erkrankungen des weiblichen Genitaltraktes. Der Altersgipfel liegt zwischen dem 70.–80. Lebensjahr. Nur 5% der Patientinnen erkranken vor dem 40. Lebensjahr.

Risikofaktoren

Risikofaktoren vorhanden

- Erhöhter Östrogenspiegel, z.B. bei falscher, östrogenbetonter Hormontherapie in der Menopause oder bei sehr später Menopause
- Diabetes mellitus
- Hypertonie
- Adipositas
- Infertilität
- Keine/wenige Kinder
- PCO-Syndrom (☞ 2.5).

Klinik

Postmenopausenblutung

Postmenopausale Blutungsstörung, Ausfluss (übelriechend bei Tumorzerfall) sowie Allgemeinsymptome bei Tumorausdehnung. Häufig haben die Patientinnen ein charakteristisches Aussehen: Übergewicht, roter Kopf, Vermännlichung.

Diagnostik

Diagnostische Ausschabung (Syn.: fraktionierte Abrasio, Cervix-Corpus-Cürettage, CCC)

Die gynäkologische Tast- und Spekulumuntersuchung ist oft unauffällig. Im Ultraschall fällt das Endometrium als zu hoch und oft bläschenartig auf. Die **diagnostische Ausschabung** (Syn.: fraktionierte Abrasio, Cervix-Corpus-Cürettage, CCC) ist die einzig sichere Untersuchung: Dabei wird die Schleimhaut aus dem Gebärmutterhals und aus der Gebärmutter in zwei verschiedenen Portionen entfernt und getrennt zur feingeweblichen Untersuchung gegeben. Bei verdächtigem Befund folgen weitere Untersuchungen zur Beschreibung der Tumorausdehnung (z.B. CT, NMR, Cytoskopie, Rektoskopie).

TNM/FIGO-Klassifikation

Tab. 7.4 Stadieneinteilung des Endometriumkarzinoms

TNM	FIGO	Kriterien
T_{is}	0	Carcinoma in situ
T_1	I	Tumor begrenzt auf das Corpus uteri
T_{1a}	Ia	Tumor auf das Endometrium begrenzt
T_{1b}	Ib	Myometriuminvasion < 50 %
T_{1c}	Ic	Myometriuminvasion > 50 %
T_2	II	Tumorausdehnung auf die Cervix uteri, aber auf den Uterus beschränkt
T_{2a}	IIa	Beteiligung der endozervikalen Drüsen
T_{2b}	IIb	Tumorinvasion in das Zervixstroma

Fortsetzung →

Tab. 7.4 Stadieneinteilung des Endometriumkarzinoms (Forts.)

TNM	FIGO	Kriterien
T_3	III	Tumorausdehnung über den Uterus hinaus
T_{3a}	IIIa	Infiltration der Uterusserosa bzw. Adnexbefall, bzw. positive intraoperative Zytologie
T_{3b}	IIIb	Tumorinfiltration der Vagina
T_{3c}	IIIb	Infiltration von pelvinen bzw. aortalen LK
T_{4a}	IVa	Infiltration von Blase, Darm und Wachstum über das kleine Becken hinaus
T_{4b}/M_1	IVb	Fernmetastasen
T = Tumor, N = Nodulus (Lymphknoten), M = Metastasen		

- Operation
- Strahlentherapie

Therapie

- **Operation:** Entfernung der Gebärmutter, der Adnexe und, wenn möglich, der Beckenlymphknoten (je nach Tumorstadium). Gleichzeitig wird die Flüssigkeit im Bauch zytologisch untersucht.
- **Strahlentherapie:** Zusätzlich wird nach der OP im Afterloading-Verfahren (☞ 7.3.3) bestrahlt, um ein Rezidiv zu vermeiden. Kommt es bei inoperablen Patientinnen zu massiven Blutungen, wird eine Hochvoltbestrahlung zur Blutstillung durchgeführt.

Prognose

Bei starker Infiltration des Tumors in die Muskulatur, Lymphknotenbefall und Gefäßeinbruch ist die Prognose schlecht. Bei geringer Ausdehnung ist die Prognose sehr gut.

Früherkennung

Screeninguntersuchungen, z.B. der transvaginale Ultraschall, haben keinen bedeutenden Effekt auf die Erkennung von Frühstadien des Endometriumkarzinoms.

Uterussarkom

Sehr seltener Tumor, meist ein Zufallsbefund im Rahmen einer Hysterektomie

Seltener (3% der Tumoren des Uterus), bösartiger Tumor, vom Bindegewebe der Gebärmutter ausgehend, mit einem Altersgipfel von 55–65 Jahren.

Klinik

Wie beim Uterus myomatosus (☞ 7.3.2) Unterbauchschmerzen, Druckgefühl und Blutungsstörungen. Ein schnell wachsender Uterus myomatosus ist immer verdächtig!

Das Uterussarkom ist fast immer ein Zufallsbefund nach einer Hysterektomie bei Uterus myomatosus.

Operation und Chemotherapie

Therapie

- **Operative Entfernung** der Adnexe, des Bauchfells (Omentum majus) und evtl. der Lymphknoten
- **Chemotherapie** als Zusatztherapie.

Prognose

Die Prognose der Uterussarkome ist sehr schlecht. Die 5-Jahres-Überlebensrate beträgt praktisch 0%.

? Übungsfragen

1. Was ist eine Ektopie, und wie wird sie therapiert?
2. Was ist eine Endometriose?
3. Nennen Sie Komplikationen von Myomen.
4. Welche diagnostischen Maßnahmen werden bei Verdacht auf ein Zervixkarzinom ergriffen?
5. Was bedeutet Konisation, und wann wird sie durchgeführt?
6. Was ist die Früherkennungsmethode der Wahl beim Zervixkarzinom?
7. Bei welchen Risikofaktoren und welchen klinischen Symptomen muss an ein Endometriumkarzinom gedacht werden?

7.4 Tumornachsorge

- Betreuung der krebskranken Patientin
- Rezidive, Zweitkarzinome, Metastasen frühzeitig erkennen

❶ Die **Tumornachsorge** dient der Betreuung der krebskranken Patientin und dem frühzeitigen Erkennen von Rezidiven, Zweitkarzinomen oder Metastasen. Dazu gehören:

- Gespräche über Beschwerden und psychische Unterstützung
- Aufklärung über spezielle Rehabilitationsmaßnahmen (Nachkuren) und soziale Hilfen wie Renten, Schwerbehindertenausweise, Haushaltshilfen
- ❷ Medizinische Untersuchungen:
  - Gynäkologische Untersuchung, Palpation der Leistenregion!
  - ggf. Abhören von Herz und Lunge
  - ggf. Ultraschall der Leber, Nieren und des Unterbauches
  - Mammographie und Mammasonographie
  - Ggf. Röntgen-Thorax bei V.a. Metastasen.

! Merke Nur beim Ovarialkarzinom spielen die Tumormarker in der Nachsorge eine Rolle.

Spezielle Probleme nach Vulva- oder Vaginalkarzinomtherapie

- ❸ Sekundäre Heilung (feuchtes Milieu!)
- Uretherengen
- Blasenentleerungsstörungen
- Inkontinenz
- Fisteln zur Blase und zum Rektum.

Spezielle Probleme nach Zervixkarzinomoperationen

- Probleme beim Geschlechtsverkehr durch die stark verkürzte Scheide
- Lymphödeme der Vulva und der Beine
- Störung der nervalen Versorgung im Bereich des Beckens.

Spezielle Probleme nach Ovarialkarzinomoperationen

- Hormonelle Ausfälle
- Bei Anus praeter: Schamgefühl, sozialer Rückzug
- Bei Darmbeteiligung: Durchfälle, ggf. Wundsein.

Terminplanung

Die erste Nachsorge erfolgt 6 Wochen postoperativ. Danach wird je nach Tumor unterschiedlich verfahren:

- Vulva- und Vaginalkarzinom:
  - im 1.–3. Jahr: alle 3 Monate
  - im 4.–5. Jahr: alle 6 Monate
  - nach dem 5. Jahr jährlich
- Zervixkarzinom und Endometriumkarzinom:
  - 1. und 2. Jahr: alle 3 Monate
  - 3. Jahr: alle 4 Monate
  - 4. Jahr: alle 5 Monate
  - 5. Jahr: alle 6 Monate
  - ab dem 6. Jahr: jährlich.
- Ovarialkarzinom:
  - ausgedehnte Tumoren: alle 3 Monate über 5 Jahre
  - ab dem 6. Jahr: alle 6 Monate.

? Übungsfragen

1. Welche Untersuchungen beinhaltet die Tumornachsorge?
2. Was gehört neben den medizinischen Untersuchungen zum Programm der Tumornachsorge?
3. Beschreiben Sie die speziellen Probleme, die nach der Operation eines Vulvakarzinoms, Zervixkarzinoms und Ovarialkarzinoms auftreten können.

8 Lageveränderungen der Beckenorgane

8.1 Lageveränderungen des Uterus

Normale Stellung: Anteversio-Anteflexio

❶ Die Lage des Uterus wird mit den drei Begriffen Positio, Versio und Flexio beschrieben:

- **Positio:** Uterusstellung im Raum
  - Dextropositio — nach rechts verlagert
  - Sinistropositio — nach links verlagert
  - Antepositio — nach vorne verlagert
  - Retropositio — nach hinten verlagert
  - Elevatio — hochstehend
  - Deszensus — gesenkt
- **Versio:** Neigung der Gebärmutter
  - Anteversio uteri — nach vorne
  - Retroversio uteri — nach hinten
  - Sinistroversio uteri — nach links
  - Dextroversio uteri — nach rechts
- **Flexio:** Abknickung der Gebärmutter zum Gebärmutterhals
  - Anteflexio uteri — nach vorne
  - Retroflexio uteri — nach hinten.

Normalerweise befindet sich der Uterus in **Anteversio-Anteflexio-Stellung** (☞ Abb. 8.1).

Die häufigste Normvariante, meist ohne klinische Relevanz, ist die **Retroflexio uteri,** die entweder beweglich oder fixiert vorkommt. In ausgeprägten Fällen kommen Rückenschmerzen im Bereich der Lendenwirbelsäule, Blutungsstörungen und Unterleibschmerzen vor.

Meist bedarf die Retroflexion keiner Therapie. In sehr schweren Fällen muss ein retroflektierter und fixierter Uterus operativ abgelöst werden.

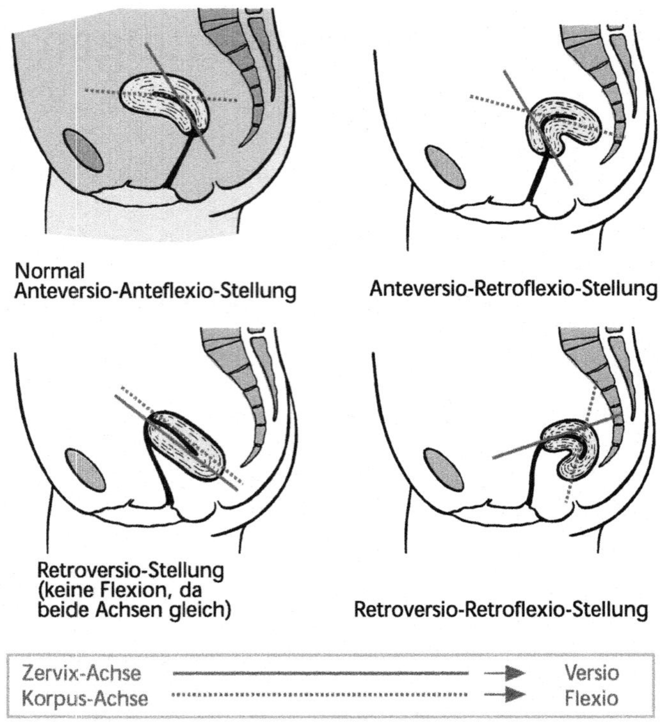

Abb. 8.1 Lageveränderungen des Uterus [L 190]

8.2 Senkung und Vorfall

Deszensus: Innere Geschlechtsorgane treten tiefer:
- Descensus vaginae
- Descensus vaginae anterior: Zystozele
- Descensus vaginae posterior: Rektozele

Prolaps: Organe liegen vor der Vulva:
- Partialprolaps
- Totalprolaps

Durch Lockerung der Bänder, Schwäche der Muskulatur aufgrund von anlagebedingter Bindgewebsschwäche, bei starkem Übergewicht und nach mehreren Geburten kann es zu Lageveränderung der Beckenorgane kommen.

❷ Treten die inneren Geschlechtsorgane nur innerhalb des kleinen Beckens tiefer, liegt ein **Deszensus** (Senkung) vor.
Folgende Deszensusformen werden unterschieden:
- **Descensus vaginae:** Die vordere und/oder hintere Scheidenwand ist im Scheideneingang sichtbar.
- **Zystozele** (Descensus vaginae anterior): Senkung der Blase in die Scheide
- **Rektozele** (Descensus vaginae posterior): Senkung des Enddarms in die Scheide
- **Descensus uteri:** Der Uterus tritt in der Scheide tiefer und die Portio kann u. U. im Scheideneingang sichtbar sein.

Beim **Prolaps uteri** (Vorfall) unterscheidet man:
- **Partialprolaps:** Ein Teil des Uterus liegt außerhalb der Vulva.
- **Totalprolaps:** Das gesamte innere Genitale liegt vor der Vulva.

Ursachen

- Viele Geburten
- Bindegewebs-schwäche
- Übergewicht

- Viele Geburten oder Verletzungen des Beckenbodens, Einrisse des Geburtskanals bei der Geburt eines schweren Kindes
- Schwäche des Bindegewebes (alters- oder anlagebedingt)
- Überdehnung des Beckenbodens durch Übergewicht oder durch körperliche Anstrengung, z.B. Tragen von schweren Lasten
- Instabilität der Bauchdecken (z.B. Hernien)

Klinik

- Druckgefühl nach unten
- Rückenschmerzen
- Harninkontinenz
- Obstipation

- Druckgefühl nach unten
- Rückenschmerzen im Lendenwirbelbereich
- Bei Lageveränderung der Blase: Harninkontinenz (Unvermögen, Harn zu halten), Neigung zu Blasenentzündungen
- Bei Lageveränderung des Enddarms: Neigung zur Obstipation
- Oftmals Ausfluss als Folge von genitalen Infektionen

Therapie

- Beckenboden-gymnastik
- Pessar
- Operation (Scheidenplastik, Hysterektomie)

- Ein funktionelles Beckenbodentraining ist die Grundlage jeder Deszensustherapie; in leichten bis mittelschweren Fällen kann die physiotherapeutische Therapie den Halteapparat ausreichend stärken und somit einer Verschlimmerung vorbeugen.
- Pessar: Einlegen eines Plastik- oder Porzellanringes, der die Gebärmutter oben halten soll. Diese Methode wird vor allem bei nicht operablen Patientinnen angewandt.
- Operation, um eine normale anatomische Lage wiederherzustellen:
  - Vaginale Hysterektomie
  - **Vordere Scheidenplastik** bei einer Zystozele: Die vordere Scheidenwand wird angehoben.
  - **Hintere Scheidenplastik** bei einer Rektozele: Die hintere Scheidenwand wird angehoben.
  - Neuerdings kommen auch Kunststoffnetze zur Anwendung, die unter der Scheidenhaut angebracht werden und die Rezidivraten senken sollen.

Physiotherapie

Außer der Beckenbodengymnastik sollte die Patientin ausführlich über das Verhalten im Alltag beraten werden, z.B. Pressen und Erschütterung vermeiden, auf ballaststoffhaltige Ernährung und regelmäßigen Stuhlgang achten.

Bereits vor einer Operation mit der Beckenbodengymnastik beginnen. Um die Operationsergebnisse zu sichern, muss die Gymnastik auf alle Fälle auch nach der Operation fortgesetzt werden.

Zur Unterstützung der Beckenbodengymnastik gibt es Geräte zur Elektrostimulation und Spannungsmessung der Muskulatur sowie Feminacons (kleine Kunststoffzapfen) zum Training der Haltearbeit der Beckenbodenmuskulatur.

8.3 Harninkontinenz

- Stressinkontinenz
- Dranginkontinenz
- Reflexinkontinenz
- Überlauf-inkontinenz
- Inkontinenz bei Blasenfisteln

Eine Harninkontinenz ist die Unfähigkeit, den Urin zu halten. Sie kann zu sehr starker psychischer Belastung bis hin zur sozialen Isolation führen. Als Ursache kommen sowohl anatomische als auch funktionelle Störungen in Betracht. Je nach Ursache unterscheidet man fünf Formen der Inkontinenz.

8.3.1 Belastungsinkontinenz

Drei Grade der Stressinkontinenz

❸ Die Belastungsinkontinenz (Stressinkontinenz) ist mit ca. 60–80% die häufigste Inkontinenzform. Erhöht sich der intraabdominale Druck, z.B. durch Husten oder Lachen, kommt es zum unwillkürlichen Harnabgang. Drei Stadien werden unterschieden:

- **Grad I:** Urinabgang beim Husten, Niesen, Lachen
- **Grad II:** Urinabgang bei körperlicher Arbeit, Laufen, Treppensteigen
- **Grad III:** Urinabgang in Ruhe.

Ursache

- Beckenboden-schwäche
- Deszensus
- Verletzungen
- Druckerhöhung im Bauchraum

Der Blasenverschlussmechanismus ist durch Hormonmangel oder einen veränderten Winkel zwischen Blase und Harnröhre gestört. Für Letzteres lassen sich folgende Ursachen nennen:

- Beckenbodenschwäche
- Descensus genitalis
- Verletzungen bei Geburten oder operativen Eingriffen
- Druckerhöhung im Bauchraum durch Tumoren oder Schwangerschaft.

Diagnostik

- Gynäkologische Untersuchung
- Urodynamik

- Gynäkologische Untersuchung
- Blasen- und Harnröhrendruckmessung (Urodynamik)
- Ggf. Blasenspiegelung

Therapie

- Beckenboden-gymnastik
- OP, um den physiologischen Winkel zwischen Blasenhals und Harnröhre wiederherzustellen

- **Grad I:** Gewicht normalisieren, Beckenbodengymnastik, lokale Hormonanwendung zur besseren Durchblutung der Harnröhrenschleimhaut, Elektrostimulation, Biofeedback, Versuch mit Medikamenten, die die Beckenbodenmuskulatur stärken sollen
- **Grad II/III:** Operative Wiederherstellung der normalen Anatomie durch eine Operation, z.B. nach Burch: Die Harnröhre und der Blasenhals werden an der Symphyse fixiert, um den anatomischen Winkel wiederherzustellen oder von vaginal durch Einlegen eines schmalen Kunststoffnetzes zur Anhebung der Urethra bei Belastungen (TVT, TOT).

Physiotherapie

Bei postoperativem Harnverhalt hilft eventuell Entspannungstherapie.

8.3.2 Dranginkontinenz

Urgeinkontinenz: Funktionsstörung des M. destrusor vesicae

❹ In 10–15% liegt eine Dranginkontinenz (Urgeinkontinenz, engl. *urge:* Drang) vor. Hierbei handelt es sich um eine Funktionsstörung des M. detrusor vesicae. Es kommt selbst bei sehr geringer Blasenfüllung zum unwillkürlichen Harnabgang.

Ursache

- Veränderungen der Blase bei Blasenentzündungen, Blasensteinen oder Strahlenschäden der Blase
- Idiopathisch (ohne erkennbare Ursache).

Diagnostik

- Anamnese
- Urodynamik

- Typische Krankengeschichte: „Ich muss ganz plötzlich zur Toilette, kann den Urin nicht mehr halten.“
- Urogynäkologische Diagnostik mit Blasendruckmessung (Urodynamik)
- Urinuntersuchung zum Ausschluss eines Harnweginfektes
- Blasenspiegelung (Zystoskopie).

Therapie

- Gezieltes Blasentraining (nach Erstellen eines Miktionsprotokolls und in Abhängigkeit vom Füllungsgrad der Blase)
- Medikamente zur Blasenmuskelentspannung (Muskelrelaxantien oder Spasmolytika).

8.3.3 Reflexinkontinenz

❹ Bei gestörten Reflexbahnen durch Verletzungen des Rückenmarks (z. B. Querschnittssyndrom, Tumor) kommt es zum unwillkürlichen Harnabgang. Es besteht kein Harndranggefühl. Therapiert wird durch die Stimulation bestimmter Triggerzonen.

8.3.4 Überlaufinkontinenz

Der Harnabgang erfolgt unwillkürlich, wenn der Blasendruck den Harnröhrenverschlussdruck übersteigt. Die Blase wird nicht komplett entleert, wodurch die Gefahr für Blasenentzündungen erhöht ist. Meist liegen mechanische Abflusshindernisse, z. B. Tumoren, als Ursache vor. Als Therapie wird, wenn möglich, das Abflusshindernis beseitigt.

8.3.5 Inkontinenz bei Harnfisteln

Eine Fistel ist eine röhrenartige Verbindung zwischen zwei Körperhöhlen oder zwischen einem Organ und einer Körperhöhle. Eine Fistel zwischen Vagina und Blase entsteht z. B. durch Tumoren oder operative bzw. geburtshilfliche Verletzungen.
Typisch ist der ständige Harnabgang.
Die Therapie besteht im operativen Verschluss der Fistel.

? Übungsfragen

1. Erläutern Sie die Begriffe Positio, Versio und Flexio.
2. Was ist ein Descensus uteri bzw. ein Prolaps uteri, und welche Ursachen kennen Sie?
3. Was bedeutet Stressinkontinenz, welche Stadien werden unterschieden, und wie werden sie therapiert?
4. Erläutern Sie bitte, was man unter Dranginkontinenz und Reflexinkontinenz versteht.

9 Erkrankungen der Mamma

9.1 Methoden der Brustdiagnostik

Untersuchung der Brust

Inspektion und Palpation beider Brüste

Die Untersuchung der Brust erfolgt im Stehen oder in Rückenlage der Patientin, in manchen Fällen auch bei vornüber gebeugtem Oberkörper der Patientin. Zuerst erfolgt die genaue Betrachtung der Brust (Inspektion), wobei auf Folgendes geachtet wird:

- Symmetrie beider Mammae
- Akzessorische (zusätzliche) Drüsenkörper oder Brustwarzen
- Vorwölbungen, Einziehungen
- Rötung, Narben, Farbveränderungen?

Anschließend werden die Brüste abgetastet (palpiert). Zuerst wird jede Brust einzeln, dann werden beide Brüste im Vergleich untersucht.

Mammographie

Mammographie

❶ Die Mammographie ist ein spezielles Röntgenverfahren. Beide Brüste werden jeweils in zwei Ebenen geröntgt. Die Früherkennung bösartiger Veränderungen wird dadurch erleichtert. Die besten Mammographiebilder erhält man kurz nach der Menstruation, da das Brustdrüsengewebe zu diesem Zeitpunkt am besten zu beurteilen ist.

Ultraschall der Brust

Ultraschall der Brust

Im Ultraschall der Brust können solide von zystischen Veränderungen unterschieden werden. Im Gegensatz zur Mammographie ist er eine Diagnostikmethode ohne Strahlenbelastung, die beliebig oft wiederholt werden kann. Deshalb ist der Ultraschall die Untersuchungsmethode, die zuerst und am häufigsten eingesetzt wird. Ein erfahrenener Untersucher kann so einerseits Brustkrebs im Frühstadium erkennen und andererseits unnötige Operationen vermeiden.

Galaktographie

Galaktographie: Darstellung der Milchgänge

❶ Bei der Galaktographie werden die Milchgänge mit Kontrastmittel dargestellt. Dazu werden auffällige Milchgänge sondiert und von der Brustwarze aus mit Kontrastmittel angefüllt.Zur Anwendung kommt dieses Verfahren bei Blutabsonderungen aus der Mamille.

Thermographie

Thermographie

Die Thermographie misst die Temperatur in allen Brustabschnitten. Eine erhöhte Temperatur spricht für eine Entzündung oder ein Karzinom. Da ihre Aussagefähigkeit begrenzt ist, hat sie heute keine Bedeutung mehr.

Kernspintomographie (NMR oder MRT)

Kernspintomographie

Spezielles Untersuchungsverfahren, bei der die Patientin in einer „Untersuchungsröhre“ liegt. Der Vorteil besteht in einem sehr hohen Grad an Tumorerkennung ohne Strahlenbelastung, der Nachteil in einer geringen Spezifität, d.h. es werden häufig verdächtige Befunde bei gesunden Frauen erhoben.

9.2 Entzündungen der Brust

9.2.1 Entzündung der Mamille (Thelitis)

- Stark gerötete Mamille
- Schmerzen beim Stillen

Beim Stillen können an der Mamille kleine Risse entstehen, die sich bei unzureichender Hygiene entzünden. Die Mamille ist dann stark gerötet und das Stillen sehr schmerzhaft (Thelitis). Gründliche Hygiene und eventuelles Abstillen sind nötig, damit sich die Entzündung nicht auf das Drüsengewebe der Brust ausweitet.

9.2.2 Entzündung des Drüsenkörpers (Mastitis)

Mastitis puerperalis

Erreger: Staphylokokken

❷ Die **Mastitis puerperalis** ist eine Brustentzündung während des Wochenbettes (Puerperium). Über Einrisse der Mamille gelangen **Staphylokokken** in das Drüsengewebe und verursachen dort eine Entzündung.

Klinik

- Rötung
- Schwellung
- Überwärmung der Brust
- Fieber bis 40 °C
- Erhöhte Laborparameter

Die Brust ist gerötet, überwärmt und geschwollen, ebenso sind die Lymphknoten in der Achselhöhle geschwollen. Fieber bis 40 °C und Schüttelfrost treten auf. Evtl. ist ein Abszess tastbar.

Diagnostik

Die klinischen Zeichen sind typisch. Zusätzlich finden sich erhöhte Laborparameter: Leukozyten, Blutsenkungsgeschwindigkeit, C-reaktives Protein (CRP). Über Ultraschall kann ein Abszess dargestellt werden.

Therapie

- Brust kühlen
- Brust ruhigstellen
- Ggf. Abstillen
- Ggf. Antibiotikagabe

Die Brust wird gekühlt, z.B. mit kalten Kompressen, einer Eisblase, Alkoholumschlägen oder Quarkwickel. Unterstützend wird die Brust mit einem engen BH oder Brustwickel ruhiggestellt. Ein Abstillen ist bei leichten Entzündungen nicht notwendig, sollte jedoch bei massiver Entzündung z.B. mit Bromocriptin (Pravidel®) erfolgen. Zusätzlich muss die Mastitis eventuell mit Antibiotika behandelt werden. Bei Abszessbildung erfolgt eine operative Abszessspaltung und Drainage, um den Eiter abzuleiten. Gelegentlich ist eine sonographisch gesteuerte Punktion ausreichend. Je früher die Mastitis erkannt und behandelt wird, desto eher kann weitergestillt werden.

Prophylaxe

Strenge Hygiene beim Stillen verhindert die Erkrankung.

- Händedesinfektion vor jedem Stillen
- Korrekte Stilltechnik zur Vermeidung von Verletzungen, ggf. Stillhütchen
- Brust immer gut leertrinken lassen (Milchstau wird vermieden), ggf. Brust zusätzlich abpumpen
- Brustwarzen an der Luft trocknen lassen.

Physiotherapie

Bei Mastitis puerperalis und Fieber beschränkt sich die Behandlung auf die Thromboseprophylaxe.

Mastitis non puerperalis

Ein Karzinom muss ausgeschlossen werden.

Die **Mastitis non puerperalis** ist eine Entzündung der Brust außerhalb der Stillzeit und kommt selten vor. Die Beschwerden fangen langsamer an als bei der Mastitis puerperalis. Es kommt zu Schmerzen, Rötung und Schwellung der Brust.
Therapie: Kühlen, Antibiotikagabe. Falls sich ein Abszess bildet, muss er operativ gespalten und drainiert werden. Unbedingt müssen ein inflammatorisches Mammakarzinom oder ein Morbus PAGET (☞ 9.6) ausgeschlossen werden.

9.3 Mastodynie

Spannungsgefühl der Brüste aufgrund der Progesteronwirkung (zweite Zyklushälfte).

Bei vielen Frauen nimmt in der zweiten Zyklushälfte durch die Wirkung des Progesterons (☞ 2.5.2) die Größe der Brust zu. Spannungsgefühl und Schmerzen sind die Folge. Die Schmerzen können durch Kühlung gelindert werden. Oft helfen pflanzliche Stoffe (z.B. Mastodynon) bei der Reduktion der Beschwerden.

9.4 Mastopathie

Drei Grade der Mastopathie

❸ Bei der Mastopathie kommt es zu hormonabhängigen Veränderungen von Milchgängen und Drüsengewebe der Brust, besonders im Klimakterium. Es werden nach dem feingeweblichen (histologischen) Befund drei Grade der Mastopathie (nach PRECHTL) unterschieden. Eine höhergradige Mastopathie erschwert die Palpation; daher ist eine genauere Diagnostik zur Brustkrebsvorsorge notwendig.

Klinik

Die Brust ist vor der Periode geschwollen und schmerzhaft. Der Drüsenkörper tastet sich höckrig und knotig.

Diagnostik

- Palpation beider Brüste
- Ultraschall der Brust ☞ 9.1
- Mammographie ☞ 9.1
- Kernspintomographie
- Bei allen verdächtigen Befunden Stanzbiopsie oder operative Entfernung zur genauen Abklärung.

Therapie

Engmaschige Kontrollen

Es ist keine ursächliche Therapie möglich; bei Pillenanwenderinnen kann das Absetzen der Pille die Beschwerden verbessern.
Engmaschige Kontrollen, bei Mastopathie Grad I und II regelmäßig Ultraschall, evtl. Mammographie. Bei Mastopathie Grad III halbjährlich Ultraschallkontrollen, evtl. jährlich Mammographie.

9.5 Gutartige Mammatumoren

Gutartige Mammatumoren:
- Fibroadenom
- Zyste
- Lipom
- Milchgangspapillom

❹ Bei allen zweifelhaften Mammatumoren sollte eine Gewebeprobe (z.B. Feinnadelpunktion, Stanzbiopsie) erfolgen, um einen bösartigen Tumor auszuschließen.

Fibroadenom

Feingewebliche Untersuchung notwendig, um ein Karzinom auszuschließen.

Das Fibroadenom ist der häufigste gutartige Tumor der Brust. Es entsteht aus dem Binde- und Drüsengewebe der Brust, ist von einer Kapsel umgeben, fühlt sich hart an und ist verschieblich. Häufig ist es gelappt. Alternativ kann die Diagnose durch Feinnadelpunktion zytologisch bestätigt und dadurch eine OP vermieden werden. Es sind dann aber zusätzliche sonographische Verlaufskontrollen notwendig.

Zyste

Zysten entstehen durch Ansammlung von Sekret in einer Kapsel. Da die meisten Zysten gutartig sind, genügt die Überwachung mit Ultraschall, ggf. mit Punktion der Zyste und zytologischer Untersuchung des Zysteninhaltes. Bei sonographischem Verdacht auf Bösartigkeit muss die Zyste operativ entfernt werden.

Lipom

Das Lipom ist ein weicher, nicht druckschmerzhafter, beweglicher gutartiger Tumor des Brustfettgewebes.

Milchgangspapillom

Milchgangspapillome sind Wucherungen der Epithelzellen, die die Milchgänge auskleiden. Sie können einzeln oder gehäuft (Papillomatose) vor-

kommen. Auffällig werden sie, wenn sie Sekret aus der Mamille abgeben. Dieses Sekret muss zytologisch untersucht werden. Bei der Galaktographie fallen Aussparungen im Milchgangslumen oder Milchgangsabbrüche auf.
Die Therapie besteht in der operativen Entfernung der auffälligen Milchgänge, um ein Karzinom auszuschließen.

? **Übungsfragen**

1. Was ist eine Mammographie, was eine Galaktographie und wie werden sie durchgeführt?
2. Beschreiben Sie bitte Symptome, Klinik, Therapie und mögliche prophylaktische Maßnahmen bei einer Mastistis puerperalis.
3. Was ist eine Mastopathie, und welche Grade werden unterschieden?
4. Welche gutartigen Mammatumoren kennen Sie?

9.6 Mammakarzinom

Häufigstes Karzinom der Frau mit bestimmten Risikofaktoren.

Frühzeitige Metastasierung über Lymph- und Blutbahnen

Risikofaktoren
- Verwandte mit Mammakarzinom
- Ovarialkarzinom
- Kinderlosigkeit
- Späte Menopause
- Frühe Menarche

Schützende Faktoren:
- Stillen
- Frühe Menopause
- Späte Menarche

(1) Das Mammakarzinom ist das häufigste Karzinom der Frau. Besonders häufig ist die weiße Bevölkerung in USA und Westeuropa betroffen. In diesen Ländern erkrankt jede 9. Frau an einem Mammakarzinom. Bei Frauen zwischen dem 40.–50. Lebensjahr ist es die häufigste Todesursache.

Risikofaktoren

Deutlich erhöht ist das Risiko bei Frauen mit Verwandten 1. Grades (Schwester, Mutter), die an einem Mammakarzinom erkrankt sind, besonders wenn die erkrankte Person jünger als 35 Jahre alt ist.
Einfluss nehmen auch – wohl aufgrund der veränderten Hormonlage – Kinderlosigkeit, Menopause nach dem 55. Lebensjahr und Menarche vor dem 12. Lebensjahr.

Schützende Faktoren

Menarche nach dem 17. Lebensjahr, Menopause vor dem 45. Lebensjahr und Stillen eines Kindes länger als 4 Wochen.
Manche Mammakarzinome metastasieren frühzeitig, und zwar:
- lymphogen (über die Lymphbahnen) zunächst in die axillären Lymphknoten
- hämatogen (über das Blut) am häufigsten in die Knochen, dann in Lunge, Leber, Gehirn und Eierstöcke.

Formen des Mamma-Ca

- **Duktales Karzinom** (80%) in den Milchgängen (lat.: *ductus*, Gang).
- **Lobuläres Karzinom** (10%) in den Drüsenläppchen (lat.: *lobulus*, Läppchen).

- Sonderformen:
  - Morbus PAGET: Entzündung der Brustwarze, die durch ein in den Milchgängen wachsendes Karzinom bedingt ist.
  - Inflammatorisches Karzinom: Entzündung der Brust durch Ausdehnung eines Karzinoms in den Lymphspalten der Haut.

9.6.1 Klinik und Diagnostik

Klinik

- Derber, nicht verschieblicher Knoten
- Hauteinziehungen
- Asymmetrie der Brüste
- Orangenhaut
- Sekretion aus der Brustwarze
- Hautrötung

❷ Ein Mammakarzinom kann zu unterschiedlichen Erscheinungen an der Brust führen:

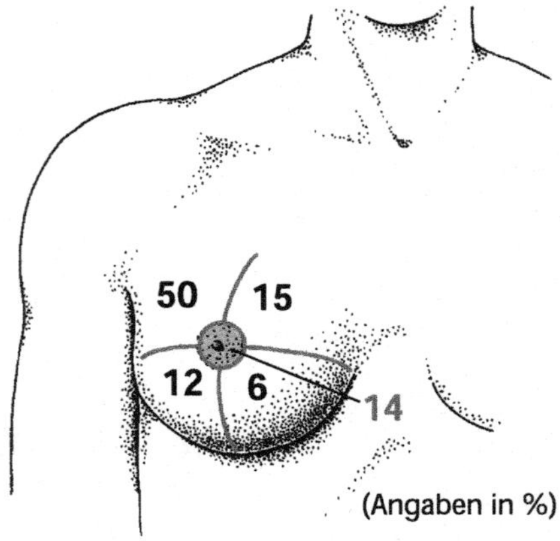

Abb. 9.1 Verteilung des Mammakarzinoms in den Quadranten [L 190]

- derber, nicht druckschmerzhafter und nicht verschieblicher Knoten
- Hauteinziehungen
- neu aufgetretene Asymmetrie der Brüste (eine geringe Differenz ist bei fast jeder Frau vorhanden)
- Orangenhautphänomen (Peau d'orange): Die Haut wirkt durch ein Lymphödem grobporig.
- Sekretion aus der Brustwarze
- Rötung der Haut bei Ausbreitung des Karzinoms in den Lymphspalten der Haut und geschwollene Lymphknoten in der Achselhöhle
- bei Metastasen Schmerzen in anderen Organen (Knochen, Leber, Lunge, Gehirn).

Häufigste Lokalisation: oberer äußerer Quadrant

Der Tumor befällt am **häufigsten den oberen, äußeren Quadranten** der Brust (☞ Abb. 9.1).

Diagnostik

- Gynäkologische Untersuchung der Brust mit Abtasten der Lymphknoten
- Mamma-Ultraschall
- Mammo- und Galaktographie (☞ 9.1)
- NMR zum Ausschluss eine Zweittumors
- **Tumormarker** bestimmen (Blutwert, der für einen Tumor charakteristisch ist, z.B. CEA, CA 15–3) sowohl präoperativ als auch postoperativ zur Verlaufskontrolle
- Stanzbiopsie zur präoperativen histologischen Sicherung. Mit einer Nadel wird Gewebe gewonnen, das dann feingeweblich untersucht wird. Diese Methode wird angewandt, um eine histologische Sicherung des Tumors vor einer präoperativen Chemotherapie zu erhalten. Sinnvoll ist diese Methode auch bei Patientinnen mit erhöhtem OP-Risiko, da die Zeitspanne der Schnellschnittuntersuchung gespart wird (Verkürzung der Narkosedauer).

Entscheidend für die Früherkennung ist die Selbstuntersuchung der Frau (☞ Abb. 9.2)!

Anleitung

Die Selbstuntersuchung der Brust sollte gleich nach der Menstruation erfolgen, da dann die Brust am weichesten ist. Am besten wird die Brust beim Baden oder Duschen abgetastet, weil das Tastgefühl der nassen Hand besser ist.

Von vorne und von beiden Seiten betrachte man vor einem Spiegel zuerst Form, Größe, Oberflächenkontur (Einziehungen?, Dellen?) und Verfärbungen beider Brüste. Bei den Mamillen achte man auf Einziehungen, Sekretbildung auf Druck, Ekzembildung und Anomalien.

Durch Heben und Senken der Arme wird zusätzlich die Beweglichkeit der Brüste geprüft (a). Anschließend wird jede Brust einzeln und dann beide im Vergleich sowohl im Stehen, als auch im Liegen (c) untersucht Mit der flachen Hand tastet man **im Uhrzeigersinn von außen nach innen** jeden einzelnen Quadranten sowie die Achselhöhlen ab (b). Besonders zu beachten sind Verhärtungen, die auf Größe, Konsistenz, Form und Verschieblichkeit gegen das umgebende Gewebe sowie gegen die Haut untersucht werden.

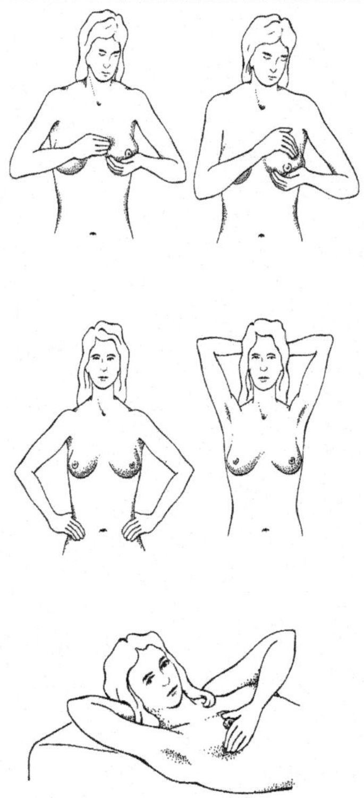

Abb. 9.2a-c Selbstuntersuchung der Brust [B 105]

TNM-Klassifikation

Die Befunde werden nach der TNM-Klassifikation eingeteilt: Hierbei werden die Größe des Tumors (T), Anzahl der befallenen Lymphknoten (N) und eventuelle Metastasen (M) berücksichtigt. Danach kann auch die Prognose der Patientin ungefähr bestimmt werden (☞ Tab. 9.1).

Nach der Operation werden Tumorgewebe und Lymphknoten histologisch beurteilt und die TNM-Klassifikation den Ergebnissen angepasst: Sie wird dann als **pTNM** bezeichnet; p steht für postoperativer histopathologischer Befund.

Auch das **Alter** der Patientin ist für die Prognose von Bedeutung, da das Zellwachstum aller Körperzellen mit zunehmendem Alter abnimmt: Tumoren wachsen bei jungen Menschen meist viel schneller als bei älteren.

Insgesamt beträgt die 5-Jahres-Überlebensrate beim Mammakarzinom 74%, die 10-Jahres-Überlebensrate 51%. Spätrezidive sind auch noch nach 20 Jahren möglich.

Tab. 9.1 Stadieneinteilung nach der internationalen Gesellschaft für Krebsforschung

Stadium	Ausdehnung des Tumors
T_{is}	präinvasives Carcinom (Carcinoma in situ)
T_0	kein palpabler Tumor
T_1	Tumorgröße < 2 cm
T_2	Tumorgröße > 2 cm
T_3	Tumorgröße > 5 cm, fixiert
N_0	keine palpablen axillären Lymphknoten
N_1	tastbare axilläre Lymphknoten
N_2	tastbare Lymphknoten, die untereinander oder anderswo fixiert sind
N_3	Lymphknoten entlang der Arteria mammaria interna
M_0	keine nachweisbaren Metastasen
M_1	Supra- oder infraklavikuläre Lymphknoten oder Armödem

T = Tumor, N = Nodulus (Lymphknoten), M = Metastasen

9.6.2 Therapie

Meist erfolgt eine Kombination aus Operation, Strahlen-, Chemo- und Hormontherapie. Die Auswahl der Therapie erfolgt nach der Auswertung folgender Befunde:

- **Untersuchung** des Tumorgewebes und der Lymphknoten (☞ Operation und Hormontherapie)
- Nachweis von Metastasen durch **Skelett-Szintigraphie** (Darstellung der Knochen mittels radioaktiver Substanzen), Röntgen-Thorax, evtl. Schädel-CT, Ultraschall der inneren Organe (besonders der Leber) und der Genitalorgane.

Operation

Operation
- Brusterhaltende Therapie
- Quadranten-resektion
- Segmentresektion
- Mastektomie

Brusterhaltende Therapie

❸ Bei kleinen Befunden wird nur der Tumor mit dem umgebenden Gewebe entfernt (Tumorektomie), sofort zur Pathologie gebracht und dort – falls vorher keine Stanzbiopsie erfolgt ist – feingeweblich untersucht (Schnellschnitthistologie).

Von diesem Befund hängt die weitere Operation ab: Bei einem gutartigen Tumor wird nur die Wunde verschlossen, bei einem bösartigen Tumor werden zusätzlich die Lymphknoten der Achselhöhle entfernt und ebenfalls zur feingeweblichen Untersuchung gebracht. Neuerdings hat sich gezeigt, dass wenn ein Lymphknoten am Eingang zur Achselhöhle, der sog. Wächterlymphknoten (sentinel), tumorfrei ist, in fast 99% der Fälle kein anderer Lymphknoten befallen ist. D.h. diese anderen Lymphknoten müssen dann nicht entfernt werden, wodurch die Nebenwirkungen wie Lymphödem deutlich reduziert werden.

Durch eine **Quadrantenresektion** oder **Segmentresektion** wird versucht, die Brust zu erhalten; dies geschieht heute bereits in 60–70% der Fälle.

Mastektomie

Bei größeren oder mehreren Befunden in der Brust wird die gesamte Brust einschließlich der axillären Lymphknoten entfernt.

- **Radikale Mastektomie:** Bei Muskelbeteiligung wird zusätzlich der Brustmuskel entfernt. Diese Operation war früher üblich.
- Heute wird eine **modifizierte radikale Mastektomie** mit Ausräumung der Axilla vorgezogen, bei der der Brustmuskel erhalten bleibt.

Wünscht die Patientin einen Brustaufbau, so kann dieser mit Gewebe vom Bauch- oder Rückenmuskel oder mit einer Silikonprothese erfolgen.

Strahlentherapie

Strahlentherapie

Eine Strahlentherapie ist indiziert bei:

- nicht operablen Karzinomen
- brusterhaltender Operation zur Vermeidung eines Rezidivs in der Restbrust
- zur Schmerzlinderung bei Knochenmetastasen (palliativ).

Chemotherapie

Chemotherapie
- Neoadjuvant
- Adjuvant
- Palliativ

Eine Chemotherapie mit Zytostatika ist aus folgenden Gründen notwendig:

- vor einer Operation mit dem Ziel, den Tumor zu verkleinern (neoadjuvant)
- nach einer Operation mit dem Ziel, evtl. verstreute Tumorzellen abzutöten (adjuvant)
- bei Metastasen, um die Beschwerden zu lindern (palliativ).

Da durch eine Chemotherapie nicht nur Tumorzellen, sondern auch gesunde Zellen im Körper zerstört werden, ergeben sich Nebenwirkungen wie Haarausfall, Übelkeit, Erbrechen, Abfall der Blutzellzahlen und allgemeine Schwäche.

Hormontherapie

Hormontherapie nach Bestimmung der Hormonrezeptoren

Der entnommene Tumor wird nicht nur histologisch, sondern auch auf vorhandene Hormonrezeptoren hin untersucht. Manche Tumoren besitzen Hormonrezeptoren, die auf Östrogen oder Progesteron reagieren. Um ein weiteres Wachstum zu verhindern, wird versucht, die Hormonwirkung zu verringern. Dies geschieht durch Medikamente, die die Hormonproduktion im Eierstock unterbinden (GnRH-Agonisten) oder die Ankopplungsstellen für die Hormone blocken (Antiöstrogen, z. B. Tamoxifen).

Physiotherapie

Während der Bestrahlung und bis eine Woche danach dürfen die bestrahlten Gebiete nicht mit Wasser, Öl oder Creme in Berührung kommen. Durch passives und aktives Bewegen des Schultergelenkes der operierten Seite wird eine Schonhaltung vermieden und einer Kontraktur vorgebeugt. Das volle Bewegungsmaß soll noch während des Klinikaufenthaltes erreicht werden.

9.6.3 Lymphödem

Schmerzhaft geschwollener Arm mit gespannter Haut

❹ Der Lymphabfluss des Armes wird sowohl durch die Operation als auch durch die Bestrahlung geschädigt. In ca. 20% der Fälle kommt es zum Lymphödem: Verdickung der Haut und des Unterhautgewebes durch einen Lymphstau. Der Arm schwillt schmerzhaft an, und die Haut darüber ist stark gespannt.
Vorbeugende Maßnahmen sind:

- Überanstrengung des Armes vermeiden
- Arm häufig hochlegen
- Hitze und enge Kleidung meiden
- Kleidung aus natürlichen Materialien wählen, um unnötiges Schwitzen zu vermeiden.

Physiotherapie

Die Patientin dazu anleiten, den Arm möglichst immer hochzulagern, so dass die Hand oberhalb des Ellbogens liegt. Außerdem Lymphdrainage und andere ödemresorptionsfördernde Maßnahmen durchführen. Die Patientin über Risikofaktoren und das Verhalten im Alltag aufklären. Keine Blutdruckmessung und Blutabnahmen am betroffenen Arm, um das Lymphödem nicht zu verstärken.

9.6.4 Nachsorge

- Optimale kosmetische Versorgung
- Selbsthilfegruppen
- Kuren, Schwerbehindertenausweis

Der Verlust einer Brust bedeutet einen großen Einschnitt in das Leben einer Frau. Deshalb ist es wichtig, die Patientin noch während des Klinikaufenthaltes über Folgendes zu informieren:

- Optimale kosmetische Versorgung der Brust mit speziellen Büstenhaltern und Prothesen
- Selbsthilfegruppen sowie spezielle Sportgruppen
- Perücken bei Chemotherapie
- Anspruch auf Kuren, Schwerbehindertenausweis und sonstige Zuschüsse.

Die medizinische Nachsorge beim Mammakarzinom geschieht in folgenden Abständen:

- 1.–3. Jahr alle 3 Monate
- 4.–10. Jahr alle 6 Monate
- ab dem 10. Jahr alle 12 Monate

Sie umfasst:

- eine genaue Anamnese
- eine sorgfältige Untersuchung beider Brüste, ggf. mit Ultraschall
- eine gynäkologische Untersuchung mit Krebsabstrich vom Gebärmutterhals (einmal jährlich)
- ggf. eine Untersuchung anderer Organe, um Metastasen auszuschließen: Auskultation der Lunge, Palpation der Leber, Schmerzempfindlichkeit der Wirbelsäule.

Zusätzlich wird bei Z.n. Mastektomie jährlich eine Mammographie der Gegenseite durchgeführt, um dort ein Karzinom rechtzeitig erkennen zu können. Bei brusterhaltender Therapie wird die Gegenseite jährlich, die betroffene Seite über einen Zeitraum von 5 Jahren halbjährlich und anschließend ebenfalls jährlich untersucht. Ein gynäkologischer Ultraschall erfolgt ggf. halbjährlich zur Ovarkontrolle.

? Übungsfragen

1. Nennen Sie Risikofaktoren für ein Mammakarzinom.
2. Nennen Sie bitte mehrere klinische Zeichen des Mammakarzinoms.
3. Welche verschiedenen Operationsverfahren kennen Sie bei der Therapie des Mammakarzinoms? Beschreiben Sie bitte Vor- und Nachteile!
4. Was müssen Sie alles bedenken, wenn eine Patientin mit einem Mammakarzinom ein Lymphödem des Armes bekommt? Wie sieht die Prophylaxe aus?

10 Schwangerschaft

10.1 Schwangerschaftszeichen und Schwangerschaftsnachweis

Unsichere Schwangerschaftszeichen:
- Appetitstörungen
- Ermüdbarkeit
- Schwindel
- Hyperpigmentation
- Livide Färbung des Scheideneinganges
- Aufgelockerter Uterus

❶ Eine Schwangerschaft stellt für die Frau einen einschneidenden Lebensabschnitt mit typischen seelischen und körperlichen Veränderungen dar. Viele Frauen spüren schon vor Ausbleiben der zu erwartenden Blutung körperliche Veränderungen, die auf eine Schwangerschaft hindeuten: Die Brust wird etwas größer, spannt und ist oft sehr berührungsempfindlich. Leichte Übelkeit sowie Geruchs- und Geschmacksempfindlichkeit mit Appetitstörungen können auftreten. Manche Frauen werden leicht ermüdbar, klagen über Schwindel und reagieren gereizt. Im späteren Verlauf der Schwangerschaft bildet sich eine Hyperpigmentation in der Linea fusca als bräunlicher Streifen zwischen Mons pubis und Nabel sowie im Bereich der Brustwarzen. Diese Veränderungen werden als **unsichere Schwangerschaftszeichen** bezeichnet, da sie nicht sicher eine Schwangerschaft beweisen. Auch die Auffälligkeiten während der gynäkologischen Untersuchung, die livide Verfärbung von Scheideneingang und Scheide sowie der aufgelockerte Uterus zählen zu den unsicheren Schwangerschaftszeichen.

Als **wahrscheinliche Schwangerschaftszeichen** gelten:
- das Ausbleiben der Menstruation
- der HCG-Nachweis im Urin durch einen Schwangerschaftstest (s. u.)
- eine länger als 14 Tage anhaltende Erhöhung der Basaltemperatur (☞ 3.1).

Sichere Schwangerschaftszeichen

Als **sichere Schwangerschaftszeichen** hingegen gelten:
- die sonographische Darstellung von Fruchtblase und Dottersackstrukturen (ab der 5. SSW)
- der Nachweis kindlicher Herzaktionen im Ultraschall (ab der 6. SSW)
- das Fühlen von Kindsbewegungen (ab der 20. SSW).

Schwangerschaftstest

HCG steigt unter der Progesteronwirkung in den ersten 3 Schwangerschaftsmonaten an und kann im Urin nachgewiesen werden.

Der Schwangerschaftstest misst das HCG (Humanes Choriongonadotropin). Dieses Hormon wird vom Trophoblasten (☞ 10.2.3) gebildet. Das HCG steigt während der ersten drei Monate bis zu seinem Maximum um die 11. SSW an und fällt danach ab. Im Blut ist das Hormon bereits ab dem 10. Tag nach der Befruchtung nachweisbar. Ganz selten wird HCG auch von bestimmten Eierstocktumoren gebildet; deshalb gilt ein positiver HCG nur als wahrscheinliches Schwangerschaftszeichen.

Der Schwangerschafts-Schnelltest weist das HCG im Urin nach und ist je nach Testempfindlichkeit frühestens 2 Wochen nach der Konzeption, also zum Zeitpunkt der zu erwartenden Regelblutung, positiv. Er ist in Apotheken frei erhältlich und dient nach Ausbleiben der Menstruation zur Bestätigung oder zum Ausschluss einer Schwangerschaft.

10.2 Entwicklungsstadien der Frucht

10.2.1 Ovulation

- Ovulation: Eisprung
- Konzeption: Befruchtung
- Lebensdauer des befruchtungsfähigen Eis: 12–24 Stunden
- Lebensdauer der Spermien: 2–3 Tage

In der Mitte jedes Zyklus kommt es zur Ovulation, dem Eisprung. Die Lebensdauer des befruchtungsfähigen Eis beträgt 12–24 Stunden. Diese Zeit ist der günstigste Zeitpunkt für die Befruchtung (**Konzeption**).
Beim Geschlechtsverkehr gelangen die Spermien des Mannes in die Vagina. Von dort wandern sie durch die Gebärmutter in Richtung Eileiter. Die ersten Spermien sind nach ca. 5 Minuten im Eileiter angelangt (☞ Abb. 10.1). Die Lebensdauer der Spermien beträgt 2–3 Tage. Deshalb ist eine Befruchtung auch möglich, wenn der Eisprung 2–3 Tage nach dem letzten Geschlechtsverkehr stattfindet.

10.2.2 Befruchtung

Konjugation: Verschmelzung der Zellkerne

❷ Im eierstocknahen, relativ weiten (ampullären) Teil des Eileiters treffen Spermien und Eizelle aufeinander. Dringt eine Spermie in ein Ei ein (☞ Abb. 10.1), so gibt die Eizelle Stoffe ab, die ein Eindringen weiterer Spermien unmöglich machen. Anschließend verschmelzen die beiden Zellkerne (**Konjugation**).

10.2.3 Eiwanderung

Teilung der befruchteten Eizelle über Zellstadien bis zur Morula

Die entstandene Zelle, die **Zygote**, wandert ca. 3 Tage durch die Tube, bis sie in der Gebärmutter ankommt. Während dieser Wanderung teilt sich die Zelle, und das 2-Zellstadium entsteht. Diese Zellen teilen sich wiederum, bis sie über das 4-Zellstadium und 8-Zellstadium das 16-Zellstadium erreichen. Ihrem Aussehen nach wird das 16-Zellstadium als **Morula** (lat.: Maulbeere) bezeichnet (☞ Abb. 10.1).

Differenzierung der Zellschichten in:
- Trophoblast
- Embryoblast

Danach entwickeln sich die Zellen unterschiedlich. Aus der äußeren Zellschicht entsteht der **Trophoblast** (Ernährungsorgan) und aus der inneren Schicht der **Embryoblast** (Embryo). Die beiden Zellschichten sind durch einen flüssigkeitsgefüllten Hohlraum voneinander getrennt. Zusammen bilden sie die **Blastozyste** (Blasenkeim).

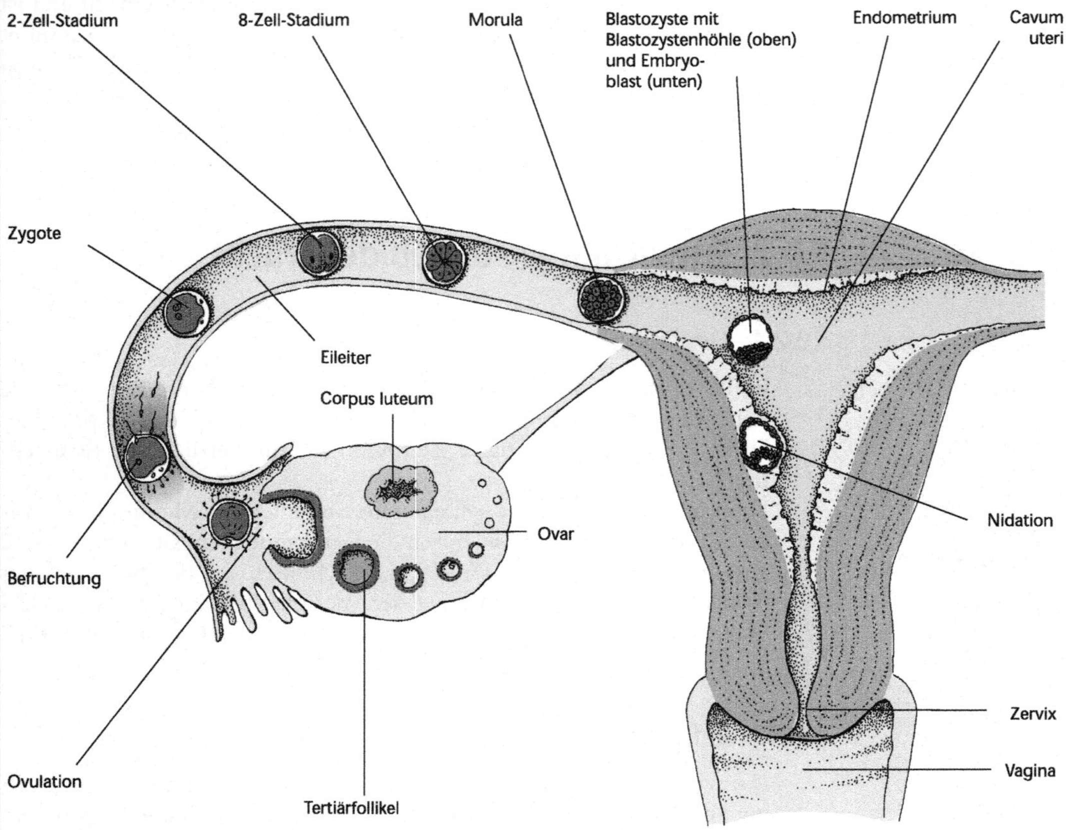

Abb. 10.1 Eiwanderung und -entwicklung [L 190]

10.2.4 Einnistung

Implantation am 6. Tag nach der Konzeption in die vorbereitete Gebärmutterschleimhaut

Am 6. Tag kommt es zur **Nidation** (Einnistung) des Eis in die durch das Progesteron vorbereitete Gebärmutterschleimhaut. Normalerweise nistet sich die Blastozyste im mittleren Teil der Gebärmutter ein (☞ Abb. 10.1).

Der Trophoblast als Ernährungsorgan dringt in das Endometrium ein. Dadurch ensteht ein Bett für die restlichen Anteile der Blastozyste. Schließlich sinkt die Blastozyste komplett in dieses Bett ein (**Implantation**). In dieser Phase wird die Blastozyste nur durch das Endometrium ernährt.

10.2.5 Plazentaentwicklung

- Chorionplatte: kindliche Plazentaseite
- Dezidua basalis: mütterliche Plazentaseite
- Plazentaschranke

Ab dem 10. Tag verschmelzen Zellen des Trophoblasten zum mehrkernigen **Synzytiotrophoblasten.** Durch weitere Verzweigung entstehen Zotten, in die Gefäße einwachsen. Trophoblast, Synzytiotrophoblast und Gefäße bilden so den kindlichen Teil der Plazenta, die **Chorionplatte.** Die mütterliche Seite, die **Dezidua basalis,** entwickelt sich aus

Zellen des Endometriums und umgibt die Zottenbäume der Chorionplatte.
Zwischen kindlichem und mütterlichem Plazentaanteil bleibt der sog. Zwischenzottenraum frei, in den mütterliches Blut aus den Spiralarterien der Dezidua basalis tritt. Das Blut umspült die Zottenbäume, Nährstoffe und Sauerstoff diffundieren in das kindliche Blutsystem und gelangen über die Nabelvene zum kindlichen Herz. Das mütterliche und das kindliche Blutsystem sind durch eine Gewebeschicht getrennt, die **Plazentaschranke.** Somit gelangen nicht alle Stoffe oder Erreger in den Blutkreislauf des Kindes (☞ 10.3.1).

10.2.6 Embryonal- und Fetalphase

Organogenese in der Embryonalphase bis zur 8. SSW

Fetalphase nach der 8. SSW bis zur Geburt

❸ Die Embryonalphase ist die Zeit von Beginn der Einnistung der Blastozyste bis einschließlich der 8. SSW. In der Embryonalphase findet die **Organogenese** statt, die Anlage der Organe. Währenddessen ist die Frucht besonders empfindlich gegenüber Schädigungen, z. B. durch Medikamente oder Alkohol.
Danach beginnt die **Fetalphase,** die bis zur Geburt dauert. In dieser Zeit reifen die angelegten Organe.

Schädigungen der Frucht

Zeitpunkt der Schädigung entscheidend
Ursachen:
- Infektionen der Mutter
- Medikamenteneinnahme
- Strahlenbelastung
- Sauerstoffmangel
- Stoffwechselstörungen

Bei Schädigungen der Frucht ist der **Zeitpunkt des Einwirkens** entscheidender als die Art der Schädigung. Je nachdem, wann der schädigende Einfluss auftritt, entstehen Fehlbildungen bestimmter Organe (☞ Abb. 10.2).
Ursachen sind mütterliche Infektionen, Medikamente, Strahlenbelastung, Sauerstoffmangel sowie mütterliche Stoffwechselerkrankungen, wie Diabetes mellitus oder Schilddrüsenerkrankungen.

Embryopathien

Embryopathie: Entwicklungsstörungen in den ersten 8 SSW

Embryopathien sind **Entwicklungsstörungen des Embryos.** Sie treten innerhalb der ersten 8 SSW auf und führen zu schweren organischen Schäden. Beispielsweise führen Schädigungen in der 4. SSW, in der die Arm- und Beinknospen ausgebildet werden, zu Fehlbildungen der Extremitäten.
Durch toxische Einflüsse (Medikamente, Alkohol) in den ersten 3 Wochen kommt es nach dem „**Alles-oder-Nichts-Prinzip**" meist zum Frühabort (☞ 11.1), da die Fruchtanlage zu stark geschädigt wird.

Fetopathien

Fetopathie: Schädigungen nach der 8. SSW führen zu Ausreifungsstörungen der Organe.

Fetopathien sind **Schädigungen nach der 8. SSW,** also des Feten. Die Organogenese ist dann abgeschlossen. Es kommt zu Ausreifungsstörungen der Organe, meist ohne sichtbare äußere Fehlbildungen, jedoch beispielsweise zu geistiger Behinderung oder Sehschäden.

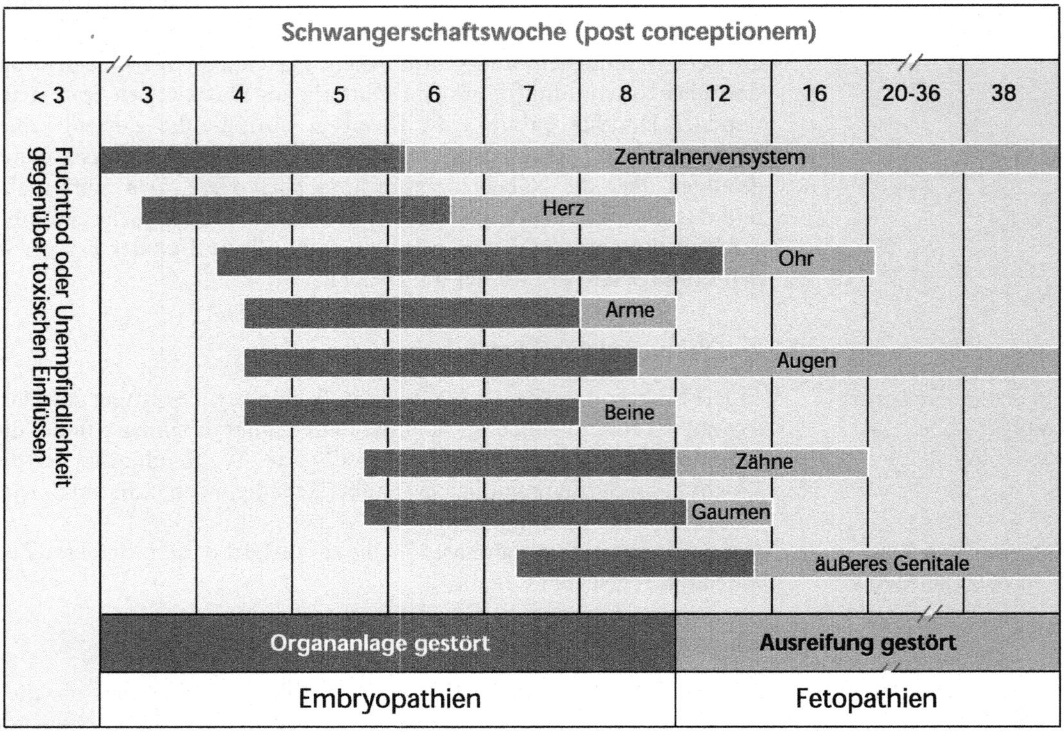

Abb. 10.2 Organogenese und empfindliche Phasen [B 118]

10.3 Ernährung der Frucht

Die Frucht wird durch Plazenta, Nabelschnur und Fruchtwasser ernährt und geschützt (☞ Abb. 10.3).

10.3.1 Plazenta

Anteile der Plazenta:
- Basalplatte
- Zottenplatte
- Chorionhaut

❹ Der Mutterkuchen (Plazenta) besteht aus drei Anteilen (☞ Abb. 10.4):

- Die **Basalplatte** (Dezidua basalis) ist die mütterliche Seite der Plazenta, die aus dem Endometrium entstanden ist.
- Die **Zottenplatte** (Chorionplatte) ist die fetale Seite, die mit den Eihäuten überzogen ist.
- Die **Chorionhaut** (Chorion laeve) ist der zottenlose Anteil der Plazenta, der die äußere Schicht der Eihäute (☞ 10.3.4) bildet.

Die reife Plazenta hat die Form einer gebogenen, runden bis leicht ovalen Scheibe, die ca. 20 cm groß, ca. 2 cm dick ist und ca. 500 g wiegt.

Aufgaben der Plazenta:
- Stoffaustausch
- Plazentaschranke
- Hormonbildung

Die Plazenta hat drei Aufgaben:

- **Stoffaustausch:** Der Fetus wird mit Sauerstoff, Nährstoffen und Immunglobulinen der Klasse IgG versorgt. Stoffwechselprodukte, z.B. Kohlendioxid, werden abtransportiert. Es können jedoch auch Medikamente und Krankheitserreger, z.B. Viren, die Plazenta passieren.
- **Plazentaschranke:** Nicht alle Stoffe und Krankheitserreger können die Plazenta passieren. Auch treten mütterliche immunkompetente Zellen nicht über. So wird die Bildung mütterlicher Antikörper gegen das eigene Kind, das einen Fremdkörper darstellt, verhindert (immunologische Barriere).
- **Hormonbildung:** Um die Schwangerschaft aufrechtzuerhalten, bildet die Plazenta HCG sowie Östrogene und Progesteron.

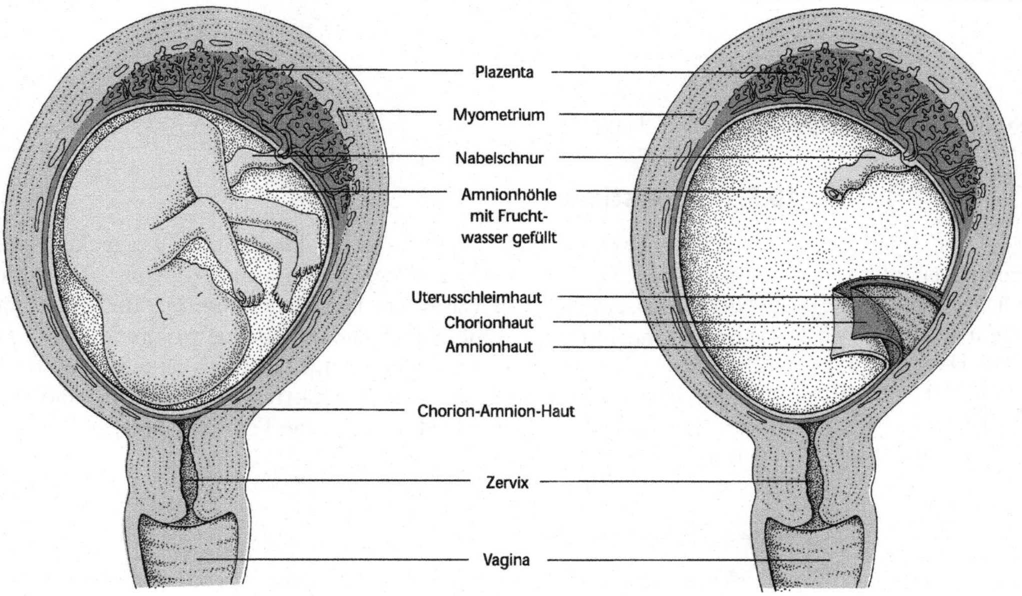

Abb. 10.3 Frucht im Uterus [L 190]

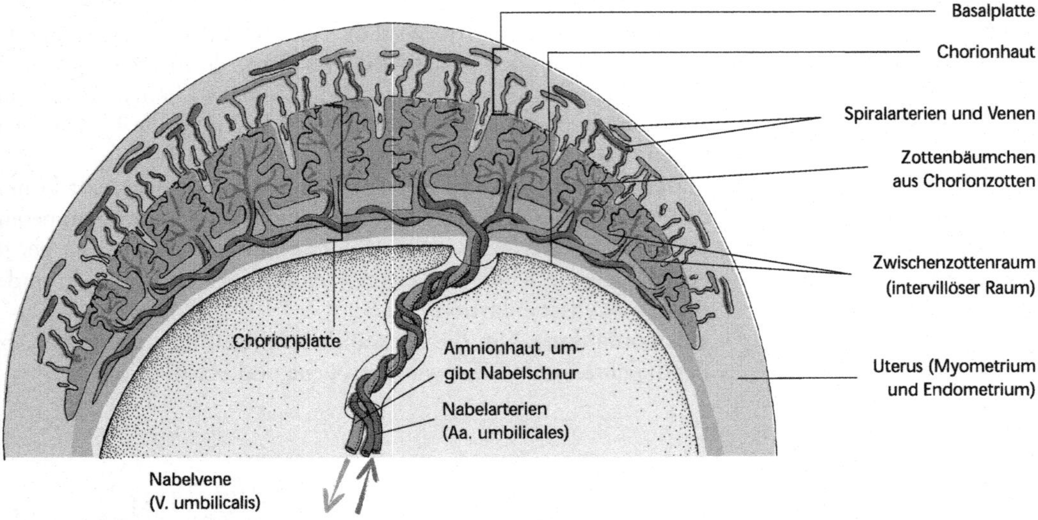

Abb. 10.4 Schematischer Aufbau der Plazenta [L 190]

10.3.2 Nabelschnur

- Eine Nabelvene fördert sauerstoffreiches Blut von der Plazenta zum Fetus.
- Zwei Nabelarterien fördern sauerstoffarmes Blut vom Fetus zur Plazenta.

Die Nabelschnur stellt eine 50–60 cm lange und 2 cm dicke Verbindung zwischen dem Fetus und der Plazenta dar (☞ Abb. 10.3), in der die Nabelschnurgefäße verlaufen. Die Nabelschnurgefäße entspringen in der Chorionplatte. **Eine Nabelvene** transportiert nährstoff- und sauerstoff*reiches* Blut von der Plazenta zum Herz des Fetus (Venen führen zum Herz). **Zwei Nabelarterien** transportieren sauerstoff- und nährstoff*armes* Blut sowie fetale Hormone vom Fetus zur Plazenta (Arterien kommen vom Herz).

10.3.3 Fruchtwasser

Bildung von den Eihäuten, den kindlichen Nieren und der Lunge

⑤ Das Fruchtwasser schützt den Fetus vor mechanischen Einwirkungen und ist am plazentaren Stoffaustausch beteiligt. Bis zur 12. SSW wird es von den Eihäuten gebildet, ab der 12. SSW zusätzlich von den kindlichen Nieren. Zum Schwangerschaftsende hin erfolgt dann noch zusätzlich eine Flüssigkeitsabgabe über die Lunge des Kindes. In der 36. SSW ist mit 1000–1500 ml die maximale Menge des Fruchtwassers erreicht. Bis zur Geburt vermindert es sich auf 800–1000 ml.

Störungen der Fruchtwassermenge

Polyhydramnion

Polyhydramnion: Fruchtwasser > 2000 ml

Ab einer Menge von 2000 ml Fruchtwasser spricht man von einem Polyhydramnion (poly = viel, hydro = Wasser). Mögliche Ursachen sind fetale Fehlbildungen (z.B. Anencephalus: lückenhaft gebildeter Schädel ohne Gehirn), Verschlüsse im Verdauungstrakt (z.B. Ösophagusatresie, ☞ 11.5.5), Diabetes mellitus oder Infektionskrankheiten der Mutter.

Oligohydramnion: Fruchtwasser < 100 ml

Oligohydramnion

Liegt die Menge des Fruchtwassers unter 100 ml, besteht ein Oligohydramnion (griech.: *oligo*, wenig). Mögliche Ursachen sind Fehlbildungen im Urogenitalbereich des Fetus, Übertragung oder ein vorzeitiger Blasensprung (☞ 11.4.4).

Fruchtwasseruntersuchung

Amniozentese, um genetische Anomalien festzustellen

Indikation:
- Frauen über 35 Jahre
- Väter über 50 Jahre

Das Fruchtwasser enthält unter anderem Stoffwechselsubstanzen, kindliche Zellen und Hormone. Unter Ultraschallsicht kann man durch die Bauchdecke der Mutter die Amnionhöhle punktieren und Fruchtwasser zur Untersuchung entnehmen, sog. **Amniozentese.** Bei der genetischen Untersuchung können Stoffwechselerkrankungen und genetische Störungen, z.B. ein DOWN-Syndrom, frühzeitig erkannt werden. Deshalb wird Frauen ab dem 35. Lebensjahr, und wenn der Vater älter als 50 Jahre ist, eine Amniozentese empfohlen.
Da das Fehlgeburtsrisiko bei einer Amniozentese 0,5–1% beträgt, muss vorher genau geprüft werden, ob sie wirklich erforderlich ist.

10.3.4 Fruchtblase und Eihäute

Eihäute
- Amnion
- Chorion

Die innere Schicht der Blastozyste (☞ 10.2.3), der Embryoblast, bildet einen Hohlraum, die Amnionhöhle. Diese wird immer größer und umgibt schließlich den Embryo. Die äußere Zellschicht stellt die Embryonalhülle (Amnion) dar. Sie bildet ab dem 8. Tag Fruchtwasser – die Amnionhöhle wird zur Fruchtblase.
Das Amnion wird von der Zottenhaut (Chorion) des Trophoblasten umgeben. Zusammen bilden **Amnion und Chorion** die Eihäute der Frucht (☞ Abb. 10.3).

10.4 Veränderungen des mütterlichen Organismus

Auswirkungen auf den Organismus durch:
- Progesteronwirkung
- Östrogenwirkung
- HCG-Wirkung
- Größenzunahme der Gebärmutter

❻ Während der Schwangerschaft ist der weibliche Organismus einer besonderen Leistungsanforderung ausgesetzt, an die sich die einzelnen Organsysteme anpassen müssen. Die zusätzlichen Belastungen entstehen z.B. durch die Gewichtszunahme und die unerwünschten Wirkungen der veränderten Hormonspiegel.

Progesteron Tonusabnahme der glatten Muskulatur:
- Neigung zu Hypotonie
- Neigung zu Harnwegsinfekten
- Obstipation
- Sodbrennen

Progesteron

Der Gefäßwandtonus der glatten Muskulatur nimmt ab. Es kommt zur Gefäßweitstellung mit der **Neigung zu Hypotonie** und Kreislaufbeschwerden. Auch die glatten Muskelzellen der Harnleiter erschlaffen durch die Progesteronwirkung. Durch die erweiterten Harnleiter besteht eine **erhöhte Infektneigung** des Harnwegsytems.
Weiterhin nimmt die Peristaltik im Verdauungstrakt ab, und die größer werdende Gebärmutter verdrängt Magen und Darm. **Obstipation** und **Sodbrennen** sind häufig die Folge.

Östrogen → Neigung zu Ödemen

Östrogen

Die Wasserbindung im Gewebe nimmt zu, und die **Neigung zu Ödemen** ist erhöht.

HCG → Emesis

HCG

Übelkeit und Erbrechen in der Frühschwangerschaft, **Emesis,** sind meist hormonell durch hohe HCG-Spiegel bedingt. Sie dauern ca. bis zur 12. SSW an. Kann die Schwangere keine Nahrung und Flüssigkeit mehr zu sich nehmen, muss sie künstlich ernährt werden, damit kein Schaden für sie und das Kind entsteht.

Herz-Kreislauf-System

- Schwangerschaftshydrämie
- Herzzeitvolumen ↑
- Filtrationsrate der Niere ↑
- Leukozyten ↑
- Gerinnungsfaktoren ↑

Das Plasmavolumen (Blutflüssigkeit ohne Blutzellen) steigt um ca. 40%, das Erythrozytenvolumen um ca. 15%. Daraus ergibt sich ein Verdünnungseffekt mit erniedrigtem Hb-Wert, sog. Schwangerschaftshydrämie.
Der Puls erhöht sich um 10–20 Schläge/Minute und damit auch das Herzzeitvolumen, um außer dem eigenen Körper auch Plazenta und Uterus mit Blut zu versorgen.
Durch das vermehrte Blutvolumen und Herzzeitvolumen steigt auch die glomeruläre Filtrationsrate der Niere um ca. 30–40% an. Aus der Erhöhung der Durchlässigkeit (Permeabilität) resultiert eine physiologische **Glukosurie** (Zuckerausscheidung) und **Proteinurie** (Eiweißausscheidung). Zusätzlich erhöht sich die Zahl der Leukozyten und Gerinnungsfaktoren.

Stoffwechsel

- Stoffwechselerhöhung um 20%
- Neigung zu erhöhten Blutzuckerwerten
- Größenzunahme der Schilddrüse

Der allgemeine Stoffwechsel steigert sich um ca. 20%. Die Insulinempfindlichkeit ist herabgestzt, wodurch der Blutzuckerspiegel erhöht und ein Diabetes mellitus entstehen kann.
Der Jodbedarf ist erhöht durch das Wachstum des Kindes und einen Jodverlust über die Niere. Es kommt zu einer Größenzunahme der Schilddrüse (Struma). Deshalb wird eine Jodsubstitution zur Strumaprophylaxe empfohlen.

Haut und Haare

Einrisse der elastischen Fasern und Bindegewebsschwäche führen zu Schwangerschaftsstreifen.

Es kann zu Haarausfall kommen und zu sog. **Schwangerschaftsstreifen,** die durch Einrisse der elastischen Fasern in der Haut entstehen. Von einem Chloasma gravidarum spicht man, wenn im Gesicht vermehrt Pigment eingelagert wird.

Geschlechtsorgane

Durch Größenzunahme der Gebärmutter kommt es zu:
- Kurzatmigkeit
- Sodbrennen und Obstipation
- Cava-Kompressionssyndrom.

Durch die Zunahme des Drüsenkörpers, die stärkere Durchblutung und den vermehrten Wassergehalt vergrößert sich die Brust. Die Vagina wird dehnbarer, verfärbt sich violett und sondert mehr Sekret ab. Der Uterus wächst und steigert sein Gewicht von ca. 50 g auf 1500 g. Durch die Größenzunahme kann er auf die umgebenden Organe drücken und sie in ihrer Funktion behindern. Ab dem 6. Monat kann es durch einen Zwerchfellhochstand zur Kurzatmigkeit kommen. Zum Ende der Schwangerschaft kann der schwere Uterus die Vena cava abdrücken, wenn die Schwangere auf dem Rücken liegt. Mögliche Folge ist ein Kreislaufkollaps durch das sog. **Cava-Kompressionssyndrom.**

Physiotherapie

Zur physiotherapeutischen Geburtsvorbereitung zählt neben Atem- und Entspannungstherapie auch die ausführliche Beratung der Schwangeren, wie sie mit den schwangerschaftsbedingten körperlichen Veränderungen zurechtkommen kann, z.B. Striaeprophylaxe, Ernährungsberatung, Haltungsschulung, Ödemresorption und Kräftigung der Muskulatur.

? Übungsfragen

1. Welche unsicheren und welche sicheren Schwangerschaftszeichen kennen Sie?
2. Beschreiben Sie bitte den Weg der Eizelle von der Befruchtung bis zur Einnistung.
3. Was versteht man unter der Embryonalphase, was unter der Fetalphase, und welche Auswirkungen haben Störungen in diesen Phasen?
4. Beschreiben Sie Aussehen und Funktion der Plazenta.
5. Wo wird Fruchtwasser gebildet, und welche Störungen der Fruchtwassermenge kennen Sie?
6. Beschreiben Sie bitte die physiologischen Veränderungen während der Schwangerschaft.

10.5 Schwangerenvorsorge

Mutterschaftsrichtlinien bestimmen die Vorsorgeuntersuchungen.

Mutterpass als Dokument

Vorsorgeschema nach SALING

Die **Mutterschaftsrichtlinien** bestimmen den Umfang der Vorsorgeuntersuchungen, die von der Krankenkasse bezahlt werden. Alle Untersuchungen und Besonderheiten in der Schwangerschaft werden in den Mutterpass (☞ Abb. 10.5) eingetragen, der ein Dokument darstellt.
Nach dem **Vorsorgeschema** nach SALING sollten in bestimmten Abständen Untersuchungen der Schwangeren erfolgen:

- bis zur 16. SSW alle 4 Wochen
- 16.–28. SSW alle 3 Wochen
- 28.–36. SSW alle 2 Wochen
- 36.–40. SSW jede Woche
- ab der 40. SSW jeden 2. Tag

Dabei wird jedesmal eine Grunduntersuchung durchgeführt (☞ 10.5.2).

10.5.1 Erstuntersuchung

Die Erstuntersuchung sollte so früh wie möglich durchgeführt werden, um Störungen bei Mutter und Kind frühzeitig zu entdecken.

Anamnese der Schwangeren

Unterschied Gravida und Para

Hierbei wird eine genaue Anamnese der Schwangeren erstellt, zu der für die Geburtshilfe genau definierte Begriffe verwendet werden.

- Der Begriff **Gravida** (Schwangere) gibt Aussage über die bisherigen Schwangerschaften, unabhängig davon, ob die Schwangerschaft ausgetragen wurde oder nicht.
- Der Begriff **Para** (Gebärende) gibt Aussage über die Anzahl der bisher geborenen Kinder.

Beispiel: III Gravida, I Para heißt, die Frau hatte 3 Schwangerschaften, hat aber nur 1 Kind geboren.
Von Wichtigkeit sind auch Besonderheiten bei vorausgegangenen Schwangerschaften und Geburten.

Berechnung des Geburtstermins

- post conceptionem: 266 Tage, 38 Wochen
- post menstruationem (NAEGEL-Regel): 280 Tage, 40 Wochen

Über die Zyklusanamnese wird der Geburtstermin berechnet. Je nachdem, ob vom ersten Tag der letzen Blutung oder vom Tag der vermuteten Konzeption ausgegangen wird, erhält man eine unterschiedliche **Schwangerschaftsdauer:**

- **p.c.** (post conceptionem): Zeit der Konzeption bis zum Geburtstermin, ca. 266 Tage = 38 Wochen
- **p.m.** (post menstruationem): Zeit vom ersten Tag der letzen Menstruation bis zum Geburtstermin, ca. 280 Tage = 40 Wochen. Diese Berechung wird NAEGEL-Regel genannt (☞ Tab. 10.1).

Jedoch kommen am errechneten Geburtstermin (EGT) nur 4% der Kinder zur Welt, 26% innerhalb von 7 Tagen und 66% innerhalb von 21 Tagen um den EGT.

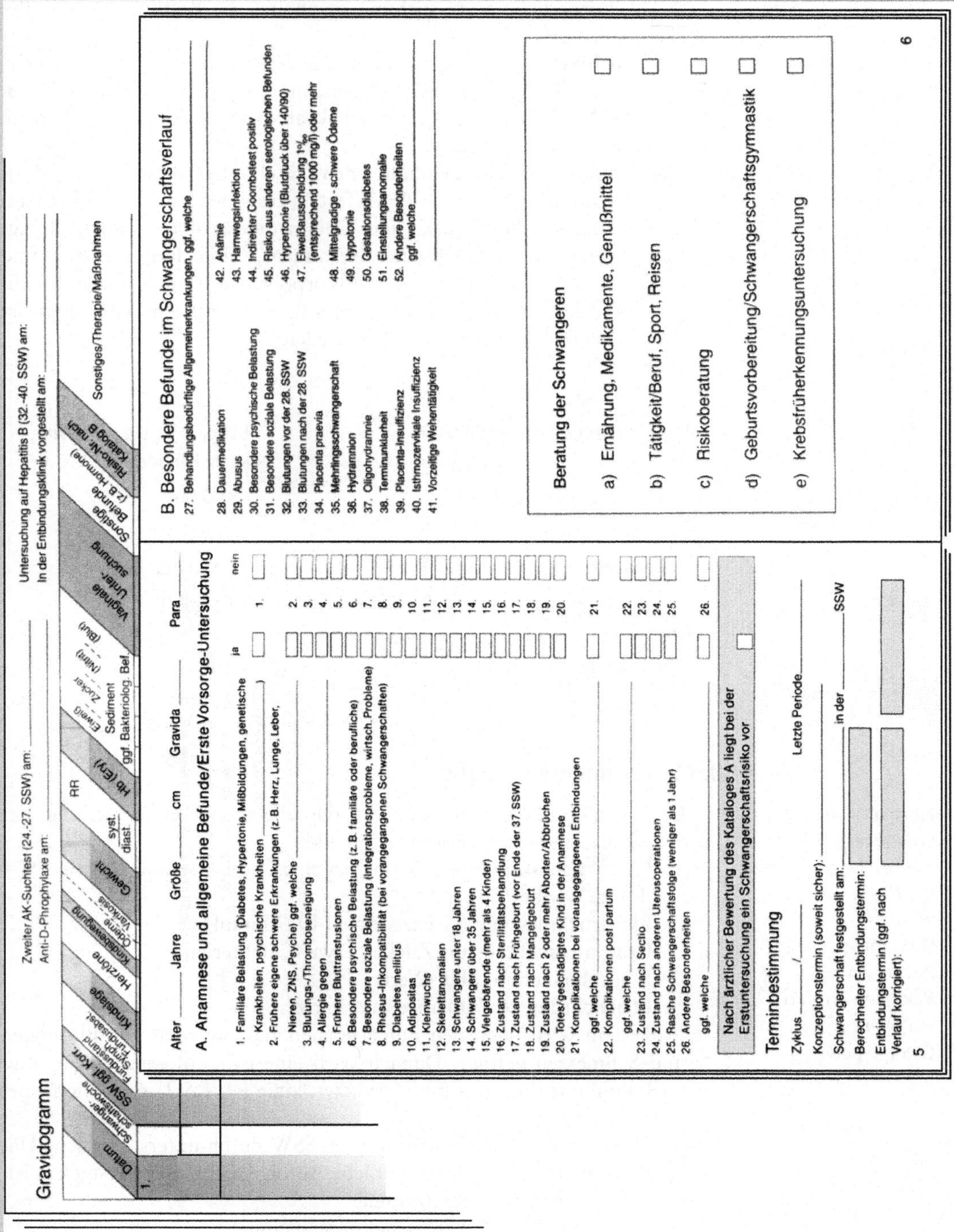

Abb. 10.5 Mutterpass (Auszug). Abdruck mit freundlicher Genehmigung des Bundesausschusses der Ärzte und Krankenkassen

- Körperliche Untersuchung
- Krankheitsanamnese
- Blutentnahme

❶ Die **körperliche Untersuchung** beinhaltet die Bestimmung der Beckenmaße von außen.
Eine **ausführliche Krankheitsanamnese** fragt nach Herz-Kreislauf-Erkrankungen (z.B. Herzfehler, Hypertonie), Stoffwechselerkrankungen (z.B. Diabetes mellitus), Geschlechtskrankheiten und Operationen im Genital- und Beckenbereich.
Die **Blutuntersuchung** beinhaltet den Röteln-HAH-Test (Hämagglutinationshemmtest), den TPHA-Test (Treponema-pallidum-Hämagglutinationstest bei Lues), eine Chlamydienserologie, eine HBsAg-Bestimmung (Hepatitis-B-surface-Antigen), eine Blutgruppen- und Rhesusfaktorbestimmung mit Antikörpersuchtest und, mit Einwilligung der Schwangeren, einen HIV-Test. Eine Toxoplasmoseserologie ist sinnvoll, muss aber privat bezahlt werden.

Tab. 10.1 NAEGEL-Regel

Errechneter Geburtstermin (EGT)	Beispiel: 32-tägiger Zyklus, letzte Periode am 13.03.06
Erster Tag der letzten Regel	13.03.06
+ 7 Tage	+ 7 Tage
- 3 Monate	- 3 Monate
+/- Anzahl der Tage, die vom 28-tägigen Zyklus abweichen	+ 4 Tage
+ 1 Jahr	+ 1 Jahr
Ergebnis	24.12.06

10.5.2 Grunduntersuchung

- Normale Gewichtszunahme: 250–400 g/Woche
- Blutdruck Grenzwert: 140/90 mmHg
- Zucker, Eiweiß, Bakterien im Urin?
- Hb-Wert
- Ödeme und Varizen?
- Beschwerden?
- Zervixzytologie
- Fundusstand

Ein Ultraschallscreening ist gesetzlich dreimal vorgeschrieben.

Die Grunduntersuchung umfasst die allgemeine Untersuchung der Schwangeren mit folgender Diagnostik:

- Gewichtsbestimmung: Normal ist eine Gewichtszunahme von 250–400 g/Woche.
- Blutdruckmessung (Grenzwerte: 140/90 mmHg)
- Urinuntersuchung auf Zucker, Eiweiß, Bakterien
- Blutuntersuchung (Hb-Wert)
- Beobachtung von Ödemen und Varizen.

Außerdem wird nach neu aufgetretenen Beschwerden wie Blutungen und Schmerzen gefragt. Danach wird eine gynäkologische Tast- und Spekulumuntersuchung mit Zervixzytologie (☞ 1.5.2) und Fundusbestimmung angeschlossen.
Die Grunduntersuchung wird je nach SSW durch unterschiedliche Untersuchungen ergänzt, deren zeitliche Abfolge nicht streng festgelegt ist. Es gibt jedoch grobe Richttermine:

- 9.–12. SSW 1. Ultraschalluntersuchung
- 14.–16. SSW Ggf. Amniozentese (☞ 10.3.3)
- 19.–22. SSW 2. Ultraschalluntersuchung
- 25.–32. SSW 2. Antikörpersuchtest
- Ab 28. SSW Kontrolle der kindlichen Herztöne (Auskultation, CTG)

- 29.–32. SSW 3. Ultraschalluntersuchung, HBsAg-Bestimmung
- Ab 30. SSW Lagefeststellung
- 36.–40. SSW CTG wöchentlich
- Bei auffälligem Fluor: Mikrobiologischer Abstrich.

10.5.3 Ultraschalluntersuchung

Ein dreimaliges Ultraschallscreening ist ebenfalls in den Mutterschaftsrichtlinien vorgesehen. Ab der 6. SSW kann durch Ultraschall die fetale Herzaktion registriert werden.

Erstes Ultraschallscreening (9.–12. SSW)

I Bestimmung der SSW, Intaktheit und Lokalisation der Gravidität

Die Messung der Frucht gibt Auskunft über die Schwangerschaftswoche. Es wird dabei die Scheitelsteißlänge (SSL) bestimmt. Der Früh-Ultraschall ist sehr genau. Bei Differenzen zwischen dem errechneten Geburtstermin, bestimmt durch die letzte Periode und dem Ultraschallbefund, wird die Schwangerschaftswoche nach diesem ersten Ultraschallbefund korrigiert. Außerdem gibt der Ultraschall Auskunft über die Lokalisation und Intaktheit der Schwangerschaft.

Zweites Ultraschallscreening (19.–22. SSW)

II Vitalitätskontrolle, Missbildungsausschluss

Die zweite Ultraschalluntersuchung dient der Vitalitätskontrolle, dem Ausschluss fetaler Fehlbildungen und der Beurteilung der Fruchtwassermenge und der Plazentalokalisation.
Nach Vermessung des Schädels, des Bauches und der Länge des Oberschenkelknochens des Kindes können mit Hilfe standardisierter Tabellen die Größe und Schwangerschaftswoche bestimmt werden.

Drittes Ultraschallscreening (29.–32. SSW)

III Zeitgerechte Entwicklung

Bei der dritten Ultraschalluntersuchung wird die zeitgerechte Entwicklung beurteilt. Zu große Kinder (large for gestation age, LGA) und zu kleine Kinder (small for gestation age, SGA) bedürfen einer besonderen Kontrolle.

Doppler-Ultraschall

Bei Problemfällen wie fetaler Wachstumsretardierung, fetalen Fehlbildungen, Raucherinnen, Diabetikerinnen und bei Übertragung kann zusätzlich der geburtshilfliche Doppler-Ultraschall eingesetzt werden. Hierbei werden die Strömungsprofile verschiedener Gefäße (A. umbilicalis, fetale Aorta, A. cerebri media des Kindes) untersucht. Bei krankhaften Veränderungen treten typische Veränderungen der Strömungsprofile auf.

10.5.4 Fundus- und Lagebestimmung

Höhe des Fundusstandes bestimmt die Schwangerschaftswoche.

Die äußere Fundusbestimmung ist ab der 16. SSW möglich, da der Uterus dann ca. 3 cm oberhalb der Symphyse tastbar ist (☞ Abb. 10.6).

❷ In der Spätschwangerschaft gibt es zusätzlich Handgriffe, die nach dem deutschen Gynäkologen LEOPOLD benannt sind. Die **LEOPOLD-Handgriffe** dienen mehr der Beurteilung der kindlichen Lage als der Fundusbestimmung (Abb. 10.7):

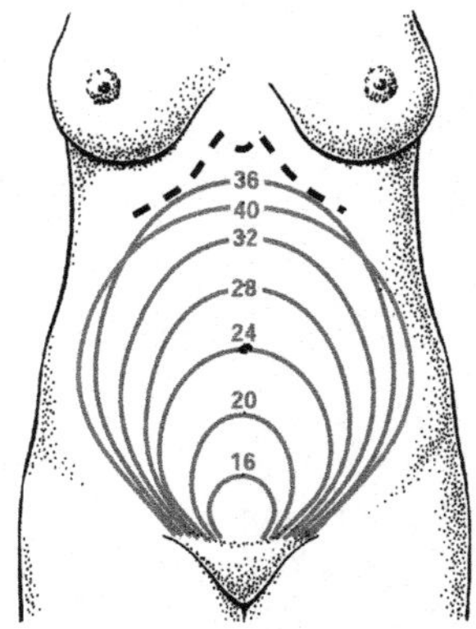

Abb. 10.6 Fundusstände [L 190]

LEOPOLD-Handgriffe bestimmen die kindliche Lage.

- 1. LEOPOLD-Handgriff: Bestimmt den Fundusstand
- 2. LEOPOLD-Handgriff: Bestimmt die Stellung des kindlichen Rückens
- 3. LEOPOLD-Handgriff: Unterscheidung zwischen Beckenendlage und Schädellage
- 4. LEOPOLD-Handgriff: Bestimmung des Höhenstandes des vorausgehenden Teils des Kindes, der bereits in das Becken eingetreten ist
- 5. LEOPOLD-Handgriff (ZANGEMEISTER-Handgriff): Abklärung, ob ein Missverhältnis zwischen Kind und Becken besteht. Überragt der Kopf die Symphyse, dann besteht ein Missverhältnis.

10.5.5 Kardiotokogramm

CTG zeichnet kindliche Herztöne und Wehen auf.

❸ Das **Kardiotokogramm** (CTG) dient dazu, die kindlichen Herztöne und die Wehentätigkeit der Mutter zu beurteilen. Mit Hilfe von zwei Messknöpfen (Sensoren), die mit einem Gummiband an dem Bauch der Mutter befestigt werden, werden gleichzeitig kindliche Herztöne und die Wehen der Mutter registriert.

Vor dem Anlegen des CTGs wird der Papierstreifen mit Namen und Geburtsdatum der Mutter, Datum, Uhrzeit, errechnetem Geburtstermin und eingenommenen Medikamenten beschriftet. Die Mutter sollte zur Vermeidung des **Cava-Kompressionssyndroms** (☞ 10.4) auf der linken Seite liegen. Der Wehenknopf wird am Fundus, der Herztonknopf an der Stelle des Maximums der kindlichen Herztöne (meist über dem Rücken des Kindes) befestigt.

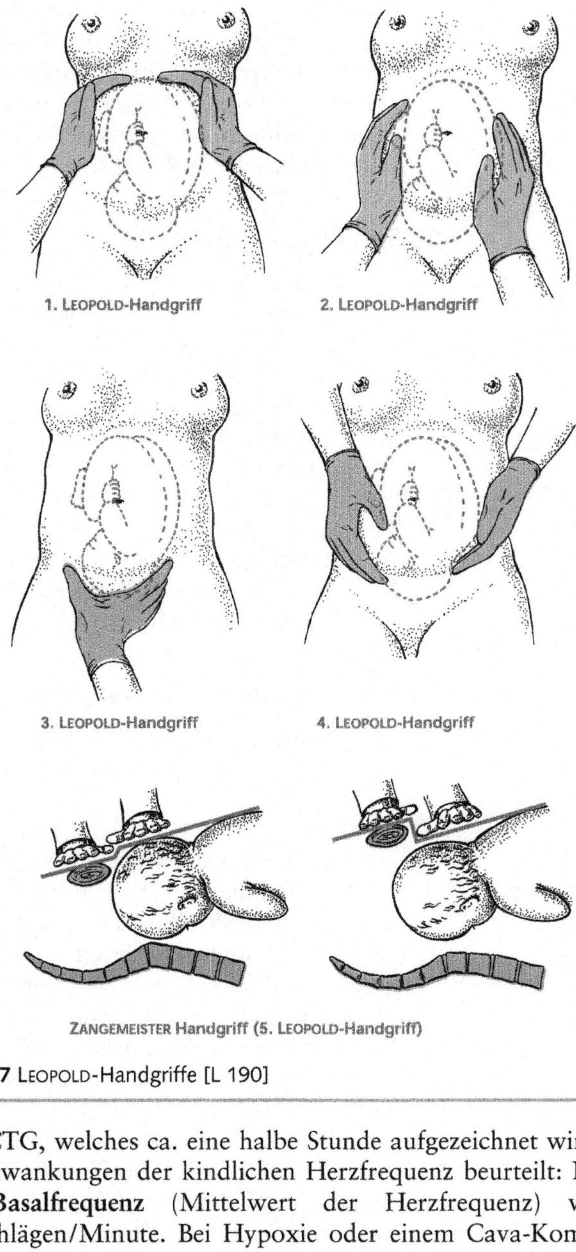

Abb. 10.7 LEOPOLD-Handgriffe [L 190]

Beurteilt werden:
- Basalfrequenz
- Bandbreite
- Akzelerationen
- Dezelerationen

Beim CTG, welches ca. eine halbe Stunde aufgezeichnet wird, werden die Schwankungen der kindlichen Herzfrequenz beurteilt: Normal ist eine **Basalfrequenz** (Mittelwert der Herzfrequenz) von 120–160 Schlägen/Minute. Bei Hypoxie oder einem Cava-Kompressionssyndrom kommt es zur Bradykardie (leichte Bradykardie: < 120 Schläge/Minute; schwere Bradykardie: < 100 Schläge/Minute). Bei Stress, Flüssigkeitsmangel, Infektion oder Medikamenteneinnahme kann es zu einer Tachykardie kommen (leichte Tachykardie: > 160 Schläge/Minute; schwere Tachykardie > 180 Schläge/Minute).

Die **Bandbreite** (Oszillationsamplitude) beschreibt die Differenz zwischen der höchsten und der niedrigsten Herzfrequenz. Normalerweise ist sie **undulatorisch** mit 10–25 Schlägen/Minute. Pathologisch sind

eine **saltatorische** (> 25 Schläge/Minute), **eingeengte** (5–10 Schläge/Minute) oder **silente** (< 5 Schläge/Minute) Bandbreite.
Gewisse Schwankungen der kindlichen Herzfrequenz sind normal. Dazu gehören kurzzeitige **Akzelerationen** (Beschleunigungen) der Herzfrequenz, die nicht länger als 10 Minuten anhalten. Pathologisch sind **Dezelerationen** (Herztonabfälle) mit der Wehe, sog. **Frühdezelerationen,** und nach der Wehe, sog. **Spätdezelerationen.**

10.5.6 Risikoschwangerschaft

Engmaschige Überwachung bei Risikoschwangerschaften:
- Erkrankung der Mutter
- Zervixinsuffizienz
- Mehrlinge
- Erstgebärende < 18, oder > 35 Jahre

Bei **Risikoschwangerschaften** muss die Schwangere engmaschiger überwacht werden. Beispiele für Risikoschwangerschaften sind:
- Nieren- oder Herzerkrankungen der Mutter
- Stoffwechselerkrankungen der Mutter (Diabetes mellitus)
- Suchterkrankung der Mutter (Alkohol, Drogen, Nikotin)
- Komplikationen bei vorausgegangenen Schwangerschaften oder Geburten
- Zervixinsuffizienz
- Anämie der Mutter
- Mehrlingsschwangerschaft
- Erstgebärende < 18 Jahre oder > 35 Jahre
- Adipositas der Mutter.

10.5.7 Beratung der Schwangeren

Eine Schwangerschaft erfordert keine völlige Umstellung der Lebensgewohnheiten der Schwangeren, jedoch sind einige Dinge zu beachten.

Ernährung

Bedarf an Eiweiß, Kalzium, Eisen und Jodid erhöht.

Eiweiß- und kohlenhydratreiche, fettarme Mischkost

❹ In der Schwangerschaft besteht durch den Wachstumsprozess des Kindes und die körperlichen Veränderungen der Frau ein **erhöhter Bedarf an Eiweiß, Kalzium, Eisen und Jod.** Die abwechslungsreiche Mischkost sollte eiweißreich (80–100 g), kohlenhydratreich (320–380 g) und fettarm (60–80 g) sein.
Viel frisches Obst und Gemüse decken den erhöhten Vitamin- und Mineralstoffbedarf. Milchprodukte wie Joghurt, Quark und Käse enthalten viel Kalzium und liefern zusätzlich Eiweiß. Bei Vegatarierinnen ist auf eine ausreichende Zufuhr von Eisen und Vitaminen zu achten, ggf. durch Ergänzungspräparate. Um den Bedarf an Jod in Jodmangelgebieten zu decken, wird die Einnahme von 200 µg Jodid als Tablette zur Strumaprophylaxe empfohlen. Sonst reichen häufig die Verwendung von Jodsalz und der Verzehr von Seefisch aus.
Wegen der Gefahr einer Toxoplasmose sollte die Schwangere kein rohes Fleisch essen (☞ 11.6.2).
Der Flüssigkeitsbedarf liegt bei 2–2,5 l/Tag, wobei auf kalorienreiche Getränke wie Cola, Limonade verzichtet werden sollte. Stattdessen lieber Früchtetees, verdünnte Obst- und Gemüsesäfte trinken.
Generell gilt: Nicht für zwei essen, aber auch keine Abmagerungs- oder Fastenkuren. Viele moslemische Frauen wissen nicht, das das Fasten einer Schwangeren im Koran als Sünde betrachtet wird und fasten im Ramadan (moslemischer Fastenmonat).

Genussmittel und Drogenkonsum

Alkohol ist toxisch.

Alkohol ist auch in geringen Mengen toxisch und eine Gefahr für das Kind. Schon ab einer Menge von 100 ml Wein oder 200 ml Bier steigt das Missbildungsrisiko deutlich an. Bei einem Nikotinabusus besteht das Risiko der Plazentainsuffizienz (☞ 11.3.1) und damit der Mangelentwicklung des Kindes.
Auch Tee- und Kaffeekonsum sollten eingeschränkt werden, da die Gefahr der Mangelentwicklung besteht.
Bei Drogenmissbrauch ist der Entzug für das Kind schlimmer als eine weitere Drogeneinnahme. Wenn möglich, sollte bei Heroinabhängikeit auf die Ersatzdroge Methadon umgestellt werden. Das Neugeborene muss nach der Entbindung unbedingt kinderärztlich überwacht werden, um ein Entzugssyndrom sofort therapieren zu können.

Zahnpflege

Gründliche Zahnpflege

Durch die allgemeine Auflockerung des Bindegewebes kommt es häufiger zu Entzündungen und Blutungen des Zahnfleisches. Weiterhin ist die Kariesgefahr in der Schwangerschaft erhöht. Deshalb ist eine besonders **gründliche Zahnpflege** anzuraten.

Geschlechtsverkehr

Geschlechtsverkehr nur, wenn Schwangerschaft ohne Probleme

Prinzipiell ist Geschlechtsverkehr möglich und erlaubt. Bei Problemen in der Schwangerschaft wie Blutungen, vorzeitigen Wehen oder einer Zervixinsuffizienz sollte auf Geschlechtsverkehr verzichtet werden. Der Orgasmus führt zu Uteruskontraktionen, wodurch Wehen ausgelöst werden können, und das Sperma erweicht durch seinen Prostaglandingehalt den Muttermund.

Sport

Regelmäßig leichte Sportarten

Während der Schwangerschaft sind leichte, ungefährliche Sportarten wie Schwimmen, Wandern, leichte Gymnastik und Radfahren zu empfehlen. Kein Kraft- oder Hochleistungssport sowie Sportarten mit extremer Erschütterung betreiben.

Reisen

Langes Sitzen vermeiden

Langes Sitzen sollte vermieden werden, z.B. bei langen Autofahrten. Deshalb Reisen mit der Bahn vorziehen. Von extremen Klimawechseln sowie Höhen-Urlauben über 2 500 m ist abzuraten. Bei Tropenreisen muss an die erhöhte Infektionsgefahr gedacht werden. Unbedingt vorher abklären, ob Schwangerschaftserkrankungen zu den Leistungen der Reiserücktrittsversicherung gehören.

Impfungen

Keine Impfungen mit Lebendwirkstoffen oder Toxoiden. Ausnahmen gelten für die Impfung gegen Tetanus und Poliomyelitis.

Medikamente

Medikamente nur, wenn absolut notwendig und ärztlich verordnet

Prinzipiell sollten in der Schwangerschaft Medikamente nur sehr zurückhaltend und nur nach Rücksprache des Arztes eingenommen werden. Besonders während der Organogenese (☞ 10.2.6) ist die Fruchtanlage durch Medikamente gefährdet. Das Medikament Contergan®

(Thalidomid), ein Schlafmittel, ist ein Beispiel dafür, welche Schäden bei dem ungeborenen Leben entstehen können: Die Einnahme während der Schwangerschaft führte zu schweren Extremitätenanomalien.
Gegen einfache Schnupfenmittel wie Oximetazolin (Nasivin®) oder Xylometazol (Otriven®) sind keine Bedenken bekannt.

10.5.8 Geburtsvorbereitung

Viele Schwangere haben Angst vor der Geburt. Angst führt zu Verspannungen und stärkeren Schmerzen. Die Frau gerät so leicht in einen Teufelskreis, der unterbrochen werden muss. Informationen über folgende Themen helfen, die Ängste abzubauen: Geburtsablauf, Besichtigung des Kreißsaales, Möglichkeiten, mit Wehen umzugehen, Methoden der Schmerztherapie und Möglichkeiten der operativen Maßnahmen wie Zangenentbindung, Saugglocke oder Kaiserschnitt.

Geburtsvorbereitung ab der 25. SSW

Den Schwangeren wird empfohlen, ab der 25. Schwangerschaftswoche mit der speziellen Geburtsvorbereitung zu beginnen. Die wichtigsten Inhalte sind: Schwangerschaftsgymnastik, Entspannungs- und Atemtechniken, Haltungsschulung und die Aufklärung über die Geburt.

10.5.9 Mutterschutzgesetz

- Keine gefährlichen, schweren Arbeiten
- Nicht über 10 kg heben
- Keine Nacht- oder Schichtarbeit
- Kündigungsschutz
- Mutterschaftsurlaub

Die schwangere Frau ist im Berufsleben gesetzlich durch das Mutterschutzgesetz geschützt:

- Sie darf keine Arbeit ausführen, bei der das Leben des Kindes oder der Mutter gefährdet werden könnte, z.B. durch Strahlenbelastung.
- Sie darf keine schwere körperliche Arbeit ausüben, z.B. nicht über 10 kg heben.
- Sie darf keine Nachtarbeit ausüben, d.h. nicht vor 6 Uhr und nicht nach 20 Uhr arbeiten. Abgesehen von Ausnahmeregelungen braucht sie auch nicht an Sonn- und Feiertagen zu arbeiten.
- Sie hat Kündigungsschutz.
- Die Schutzfrist, während der sie nicht zu arbeiten braucht, beginnt 6 Wochen vor und endet 8 Wochen (bei Mehrlingen 12 Wochen) nach der Entbindung.
- Sie kann Mutterschaftsurlaub bis zu 6 Monaten nach der Geburt nehmen, ohne den Anspruch auf ihren Arbeitsplatz zu verlieren. Dies gilt auch für den Erziehungsurlaub bis zu 3 Jahren.

10.6 Pränataldiagnostik

Die Pränataldiagnostik umfasst alle Untersuchungen, die an der Schwangeren oder dem Ungeborenen durchgeführt werden, um Fehlbildungen sowie chromosomale Abweichungen des Ungeborenen vor der Geburt zu diagnostizieren oder auszuschließen.
Ziel ist die Behandlung der Schwangeren, Planung eines optimalen Geburtsmanagements und – falls möglich – die intrauterine Therapie des Ungeborenen. Durch ausführliche Beratung soll sie der Schwangeren

helfen, eine Entscheidung über die Fortsetzung oder den Abbruch der Schwangerschaft zu treffen.

Gründe für pränatale Diagnostik:
- Erhöhtes Alter der Mutter
- Erbkrankheiten
- Mütterliche Infektionen u.a.
- Sorge der Eltern

Eine über die normale Schwangerenvorsorge hinausgehende pränatale Diagnostik wird meist aus folgenden Gründen durchgeführt:

- Erhöhtes mütterliches Alter: Die Wahrscheinlichkeit für eine Chromosomenfehlverteilung steigt mit dem mütterlichen Alter, z.B. für ein Down-Syndrom (Trisomie 21) des Kindes von 0,1% bei einem mütterlichen Alter von 31 Jahren auf 1% mit 38 Jahren und auf 9% mit 46 Jahren.
- Es liegen erbliche Erkrankungen in der Familie eines Elternteiles vor.
- Die vorherige Geburt eines Kindes mit einer angeborenen Erkrankung oder Behinderung, die durch die Pränataldiagnostik zu diagnostizieren ist.
- Mütterliche Infektionen oder Einwirkungen anderer schädigenden Substanzen wie Medikamente, Strahlung etc.
- Besorgnis der Eltern vor einem behinderten Kind.

Wichtig:
- Ausführliche Beratung
- Risikoabwägung

Besonders wichtig ist vor der Durchführung jeglicher pränataler Diagnostik die ausführliche Beratung der Eltern: Alle Methoden erfassen immer nur einen Teilbereich aller möglichen Fehlbildungen und sind mit dem Risiko des falsch-negativen Ergebnisses behaftet. Pränataldiagnostik sollte nur durchgeführt werden, wenn das Risiko einer Fehlgeburt durch die invasive Maßnahme (z.B. Fruchtwasserpunktion) geringer ist als das Risiko, ein behindertes Kind zu bekommen. Die Konsequenzen eines eventuell schlechten Ergebnisses sollten im Vorhinein mit dem Paar besprochen werden. Die Entscheidung gegen oder für ein behindertes Kind und damit für oder gegen einen Schwangerschaftsabbruch überfordert viele Paare, die mit diesem Problem dann nicht allein gelassen werden dürfen.

10.6.1 Nicht-invasive Verfahren der pränatalen Diagnostik

Blutuntersuchungen

Nicht-invasive Verfahren:
- Blutuntersuchungen
- Sonographie

Blutuntersuchungen bei der Mutter erlauben prozentuale Risikoangaben für die kindliche Schädigung, aber keine sichere Diagnosestellung. Auffällige Befunde erfordern daher eine weitere Abklärung, z.B. durch Sonographie oder Amniozentese.

- AFP(a-Fetoprotein)-Messung: ein Eiweiß, das vom Kind produziert über Fruchtwasser und Plazenta ins mütterliche Blut gelangt. Einen erhöhten Spiegel misst man bei Verschlussstörungen des kindlichen Rückens (Spina bifida) oder der Bauchdecke sowie schweren Gehirnfehlbildungen (Anenzephalus). Ein erniedrigter Spiegel kann Hinweis auf ein mögliches Down-Syndrom sein.
- Triplediagnostik: Bestimmung von AFP, HCG und freiem Östriol (E3) im mütterlichen Blut. Ein Computer errechnet daraus in Kenntnis des Alters der Patientin, des Gewichts und des Schwangerschaftsalters das statistische Risiko für ein Down-Syndrom oder andere Chromosomenstörungen. Die Untersuchung ist v.a. wegen einer hohen Anzahl falsch-positiver Ergebnisse umstritten.

Sonographie

- Nackentransparenz-Messung

Moderne Sonographiegeräte ermöglichen speziell ausgebildeten Untersuchern den Nachweis auch kleiner, aber bedeutsamer Fehlbildungen, wie z.B. Herzfehler.

- 9. –12. SSW: NT-Messung: Die Messung der kindlichen Nackentransparenz. Eine verdickte Nackenfalte zu diesem Schwangerschaftszeitpunkt kann das Risiko für eine Chromosomenaberration wie z.B. das Down-Syndrom gegenüber dem Altersrisiko erhöhen.
- Eine zusätzliche Erhöhung des Risikos ist bei erhöhtem PAPP-A und freiem HCG im mütterlichen Blut gegeben.

- Fehlbildungsausschluss

- 19.–22. SSW: Fehlbildungsultraschall, auch Herz- und Organschall genannt. Bei dieser Untersuchung werden praktisch alle inneren Organe des Kindes betrachtet. Größenverhältnisse und Abweichungen in der Fruchtwassermenge können ebenfalls auf Fehlbildungen hinweisen.

- 3D-Sonographie

- 3D-Sonographie: Die dreidimensionale Sonographie funktioniert mit einer speziellen Ultraschallsonde, die mittels eines Motors um 30–60% geschwenkt wird. Ihre diagnostische Bedeutung in der Pränataldiagnostik zur feineren Darstellung von Fehlbildungen ist umstritten.

10.6.2 Invasive Verfahren der pränatalen Diagnostik

Invasive Verfahren:
- Chorionzottenbiopsie (10.–12. SSW)
- Amniozentese (15.–17. SSW)
- Nabelschnurpunktion

❺ Zu den invasiven Verfahren gehören im Wesentlichen die Chorionzottenbiopsie, Amniozentese und Nabelschnurpunktion. Jedes dieser Verfahren birgt das Risiko einer Fehlgeburt und bedarf daher einer ausführlichen Aufklärung der Schwangeren und deren Einverständis. Die Verfahren dienen überwiegend der Gewinnung kindlicher Zellen. Daraus kann ein Karyogramm (Chromosomenanalyse) erstellt werden. An diesem kann festgestellt werden, ob das Kind eine normale Chromosomenanzahl von 46 hat, ob die einzelnen Chromosomen regelrecht aufgebaut sind und welches Geschlecht das Kind hat. Dies ist wichtig, wenn es um Erbkrankheiten geht, die geschlechtsgebunden vererbt werden. Es können auch Stoffwechselkrankeiten wie die Mukoviszidose diagnostiziert werden.

Chorionzottenbiopsie

Chorionzotten bestehen aus kindlichem Gewebe und bilden die äußere Begrenzung der Fruchthöhle. Die Chorionzottenbiopsie ist bereits in der 10.–12. SSW durchführbar. Dies ist ein Vorteil gegenüber der Amniozentese, da eine Diagnose bereits zu einem früheren Schwangerschaftsalter gestellt werden kann. Die Biopsie kann transabdominal oder transzervikal durchgeführt werden. Das Hauptsrisiko besteht in der Auslösung einer Fehlgeburt (ca. 1%).

Amniozentese

❻ Die Fruchtwasserpunktion erfolgt transabdominal und dient der klinisch-chemischen Fruchtwasserdiagnostik und/oder Gewinnung kindlicher Zellen. Sie kann zu unterschiedlichen Zeitpunkten in der Schwangerschaft durchgeführt werden, standardmäßig wird sie im

zweiten Trimenon, am besten in der 15.–17. SSW durchgeführt. Zu späterem Zeitpunkt wird sie auch zur Bilirubinbestimmung im Fruchtwasser durchgeführt. Damit kann die kindliche Gefährdung bei einer Blutgruppenunverträglichkeit abgeschätzt werden.
Bei der Amniozentese werden 10–20 ml Fruchtwasser entnommen. Dieses wird an ein genetisches Labor geschickt. Dort werden die kindlichen Zellen kultiviert und untersucht. Dies dauert 2–3 Wochen. Als Schnelltest dient die Fluoreszenz-in-situ-Hybridisierung (FISH), bei der nur die Chromosomen 13, 18, 21, X und Y untersucht werden, da es sich dabei um die häufigsten Abberationen handelt.
Mögliche Komplikationen der Amniozentese sind vaginale Blutungen, Uteruskontraktionen und ein vorzeitiger Blasensprung mit nachfolgender Fehlbeburt (0,5–1%).

Nabelschnurpunktion

Unter sonographischer Sicht wird mit einer dünnen Nadel durch die mütterliche Bauchwand ein Nabelschnurgefäß punktiert. Dies dient diagnostischen oder therapeutischen Zwecken.

- Die diagnostische Nabelschnurpunktion dient der fetalen Blutgewinnung, z.B. bei V.a. Blutgruppenunverträglichkeit, Infektionen des Feten oder – bei spätem Schwangerschaftsalter – der schnellen Chromosomenanalyse aus kindlichen Lymphozyten.
- Für eine therapeutische Nabelschnurpunktion wird das Kind meist zusammen mit der Mutter sediert, um ein ruhiges sicheres Arbeiten zu ermöglichen. Hat der Fetus z.B. eine Anämie, so kann ihm über die Nabelschnur eine Bluttransfusion gegeben werden. Liegt z.B. ein Verschluss der fetalen Harnröhre vor, so kann ein Katheter in die fetale Blase gelegt werden, um die Nieren vor einer Zerstörung durch den Harnaufstau zu bewahren. Es werden in speziellen Zentren auch schon intrauterine Operationen am Fetus durchgeführt. Der Erfolg ist allerdings heutzutage noch kritisch zu sehen.

? Übungsfragen

1. Welche Untersuchungen werden bei der Erstuntersuchung einer Schwangeren durchgeführt?
2. Was sind die LEOPOLD-Handgriffe?
3. Was ist ein CTG? Was fällt Ihnen zur Beurteilung des CTGs ein?
4. Was fällt Ihnen zum Thema Schwangerenberatung und Ernährung ein?
5. Welche Risiken haben invasive pränataldiagnostische Verfahren?

11 Störungen der Schwangerschaft

11.1 Störungen der Frühschwangerschaft

Empfindlichste Phase der Schwangerschaft. Aborte oder Störungen bei der Einnistung des Eis

Die Frühschwangerschaft ist die **empfindlichste Phase** einer Schwangerschaft. Schädliche Einflüsse währenddessen führen häufig zu Abgängen der Frucht, einem Abort oder zu Störungen bei der Einnistung des Eis.

11.1.1 Störungen bei der Einnistung

- Blasenmole
- Chorionkarzinom

Anlagestörung: Abortivei

Störungen in Form von unkontrollierten Wucherungen des Trophoblasten:
Der **Trophoblast** spielt bei dem Prozess der Einnistung (Nidation, ☞ 10.2.4) die wichtigste Rolle. Die Zellen des Trophoblasten wachsen in das Endometrium ein. Die Wachstumstiefe und Ausdehnung wird normalerweise durch Stoffe aus dem Endometrium gehemmt. Ist diese hemmende Wirkung aufgehoben, so kann es zu unkontrollierten Wucherungen bis hin zur Karzinomentwicklung kommen.

Abortivei

Abortivei (Windmole, leere Fruchtblase)

Instrumentelle Nachräumung

Bei einem Abortivei (Molenschwangerschaft, Windei) besteht keine Embryonalanlage, und der Trophoblast ist unterentwickelt. Im Ultraschall zeigt sich eine **leere Fruchtblase.** Meist kommt es zum Spontanabort. Danach wird die Gebärmutter operativ ausgeschabt, sog. Kürettage oder instrumentelle Nachräumung.

Blasenmole

Starke Übelkeit, Blutungen

❶ Bei einer **Blasenmole** wachsen die Trophoblastenzellen und die Plazentazotten unkontrolliert. Es entstehen blasenartige Gebilde, die einen Teil (partielle Blasenmole) oder die gesamte Trophoblastenanlage (totale Blasenmole) betreffen. Bei der Blasenmole ist die Plazenta so stark verändert, dass die Frucht nicht wachsen kann. Es kommt zum Abort. Die Symptome sind starke Übelkeit, Blutungen und Bläschenabgang.

Diagnostik

- HCG sehr hoch
- Großer Uterus
- „Schneegestöberbild" im Ultraschall

- Gynäkologische Untersuchung: auffällig großer Uterus
- HCG-Wert: extrem hoch
- Ultraschall: „Schneegestöberbild" des Trophoblasten ohne Nachweis einer Embryonalanlage.

Therapie

Instrumentelle Nachräumung, HCG Kontrollen

Operativ wird mit einer **Kürette** die gesamte Fruchtanlage aus der Gebärmutter entfernt. Wichtig ist die komplette Entfernung, da sich aus im Uterus verbleibenden Resten ein Chorionkarzinom entwickeln kann.
Nach der Ausschabung muss das HCG solange kontrolliert werden, bis es nicht mehr nachweisbar ist. Erst dann ist sicher, dass keine Reste im Uterus verblieben sind.

Chorionkarzinom

Häufige Metastasierung in die Lunge

Bei einem Chorionkarzinom (Chorionepitheliom, destruierende Mole) sind die Trophoblastenzellen entartet und wachsen zerstörend. Sie brechen sehr früh in die Blutbahn ein und metastasieren am häufigsten in die Lunge.
Ein Chorionkarzinom entsteht meistens nach einer Blasenmole (50%) oder einer Fehlgeburt (30%), seltener nach einer normalen Entbindung (20%). Symptome sind Blutungen und selten die Auswirkungen von Fernmetastasen.

Chemotherapie beim Chorionkarzinom, Erfolgskontrolle über HCG-Bestimmung

Diagnostik und Therapie entsprechen der der Blasenmole. Zusätzlich erfolgt, wenn sich bei der feingeweblichen Untersuchung die Diagnose bestätigt hat, eine **Chemotherapie** mit Methotrexat und die Suche nach Metastasen. Der Erfolg der Chemotherapie wird über den Abfall der HCG-Werte kontrolliert. Eine Dauerheilung ist sehr häufig möglich.

11.1.2 Extrauterine Einnistung

Extrauterine Schwangerschaft in Ovar, Tube oder freier Bauchhöhle möglich

❷ Erfolgt die Einnistung der Schwangerschaft außerhalb der Gebärmutterhöhle, so wird von einer **Extrauteringravidität** gesprochen. Dies geschieht bei einer von 100 Schwangerschaften.
Das befruchtete Ei kann sich auf dem Weg in die Gebärmutter im Ovar, der Tube oder sogar in der freien Bauchhöhle festsetzen. Die häufigste Form der Extrauteringravidität ist die **Eileiterschwangerschaft.**

Ursachen

Mechanische Hindernisse, Fehlbildungen

Die Ursachen können sein: Mechanische Hindernisse durch Verklebungen der Tube nach vorausgegangenen Entzündungen (Adnexitis, ☞ 6.3), Endometrioseherde (☞ 7.3.2), Fehlbildungen des inneren Genitales oder Transportstörungen im Bereich der Tube.

Symptome

- Unterbauchschmerzen
- Schmierblutungen

Gefahr: Tubarruptur

Unklare Unterbauchschmerzen und Schmierblutungen ungefähr 6–8 Wochen nach der letzten Regelblutung. Da sich der Trophoblast wegen des Platzmangels nicht voll entwickeln kann, bildet er zuwenig Schwangerschaftshormone, und es kommt zur Hormonentzugsblutung.
Die gefürchtete Komplikation ist die **Tubarruptur.** Ist der Platz im Eileiter für die wachsende Schwangerschaft aufgebraucht, so kann es zur Ruptur (Zerreißen) des Eileiters kommen. Akute Unterbauchschmerzen mit Schockgefahr treten auf. Es kann zur massiven Blutung in den Bauchraum durch gerissene Gefäße kommen. Eine sofortige Operation mit Entfernung der Eileiterschwangerschaft und Blutstillung muss erfolgen.

- Gynäkologische Untersuchung
- Ultraschall
- HCG
- Laparoskopie

Diagnostik

- Gynäkologische Untersuchung: Druckschmerz im Bereich der Fruchtanlage
- Ultraschall: Intrauterin ist keine Schwangerschaft nachweisbar, dafür kann ab einer bestimmten Größe eine Eileiterschwangerschaft im Eileiter gesehen werden. Es findet sich auch eventuell freie Flüssigkeit im Bauch, die eine intraabdominale Blutung anzeigt.
- HCG-Wert: positiv
- Die Laparoskopie ist die sicherste Nachweismethode. Sie schließt andere Erkrankungen wie Adnexitis, Appendizitis und ein stielgedrehtes Ovar aus und ist auch gleich die entsprechende Therapie (s.u.).

Therapie

Eine kleine Eileiterschwangerschaft kann medikamentös behandelt werden. Dafür wird der Patientin eine nierdrig dosierte Chemotherapie intramuskulär injiziert.
Die operative Therapie ist die Laparoskopie. Dabei wird die fehlangelegte Schwangerschaft entfernt. Der Eileiter sollte, sofern es möglich ist, erhalten werden. Die Rezidivgefahr beträgt jedoch 25–30%.

11.2 Fehlgeburt

- Frühabort
- Spätabort

10% aller Schwangerschaften enden mit einem **Abort** (Fehlgeburt). Nach dem Zeitpunkt des Abganges unterscheidet man:

- **Frühabort:** bis zur 16. SSW
- **Spätabort:** von der 16. –28. SSW

Sehr viel mehr Schwangerschaften gehen vermutlich schon zugrunde, bevor diese überhaupt bemerkt werden. Die Frauen werden lediglich eine etwas verspätet einsetzende, verstärkte Regelblutung spüren.

Ursachen:
- Chromosomen- oder Spermien-anomalien
- Fehlbildungen der Genitalorgane
- Zervixinsuffizienz
- Toxische Stoffe
- Gelbkörper-schwäche

❸ Die Ursachen sind vielfältig:

- Chromosomen- oder Spermienanomalien
- Fehlbildungen der Gebärmutter, z.B. Myome (☞ 7.3.2)
- Zervixinsuffizienz: Unfähigkeit der Zervix, die Gebärmutter zu verschließen
- Infektionen
- Medikamente, Strahlenbelastung
- Stoffwechselerkrankungen, Tumoren
- Nikotinabusus, Alkoholabusus, Drogenabhängigkeit
- Progesteronmangel bei einer Schwäche des Gelbkörpers (☞ 2.5.2).

❹ Es werden verschiedene Abortformen unterschieden (☞ Abb. 11.1).

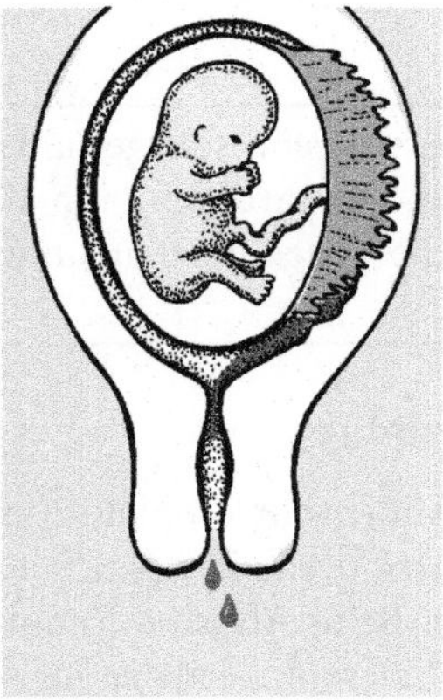

Abortus imminens
Muttermund geschlossen,
Schwangerschaft intakt,
leichte Blutung

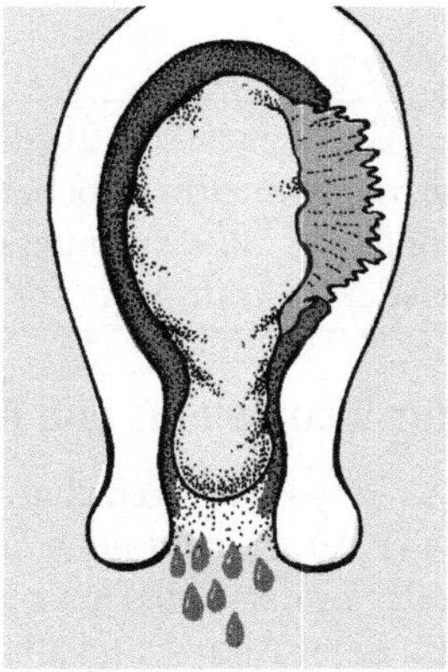

Abortus incipiens
Muttermund öffnet sich,
fehlende Vitalitätszeichen,
stärkere Blutung

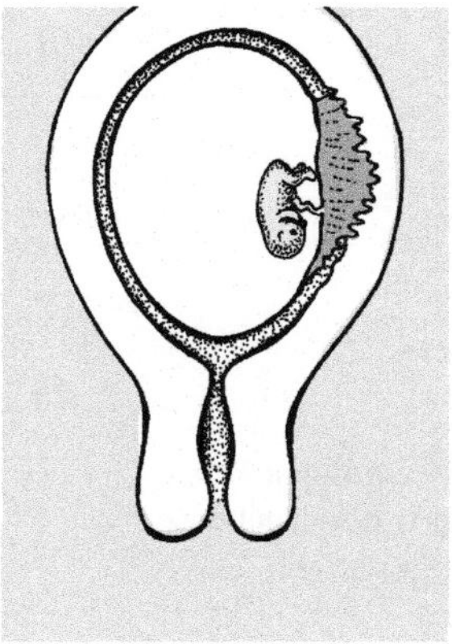

Missed abortion
(Muttermund geschlossen,
Schwangerschaft nicht intakt,
keine Blutung

Abb. 11.1 Abortstadien [L 190]

11.2.1 Abortus imminens

- Blutung
- Schwangerschaft intakt

Der Abortus imminens ist ein drohender Abort. Die Schwangerschaft ist intakt und der Muttermund geschlossen. Es treten lediglich leichte Blutungen auf.

Therapie

Bettruhe

Wichtig sind Bettruhe und Beruhigung der Patientin. Unterstützend werden Hormone (Progesteron) bei V.a. Corpus-luteum-Insuffizienz (Wirksamkeit umstritten) und Magnesium zur Wehenhemmung gegeben.

Physiotherapie

Da die Patientinnen meist strenge Bettruhe einhalten müssen, ist die Thromboseprophylaxe und die Entspannungstherapie besonders wichtig. Sofern die Patientin spontan entbinden wird, sollte gegen Ende der Schwangerschaft mit der Geburtsvorbereitung begonnen werden.

11.2.2 Abortus incipiens

- Blutung mit Gewebeabgang
- Schwangerschaft nicht intakt

Bei einem Abortus incipiens (in Gang befindlicher Abort) ist die Schwangerschaft nicht mehr intakt und der Muttermund geöffnet. Es kommt zu starken Blutungen mit Gewebeabgang.

Therapie

Instrumentelle Nachräumung

Es ist nicht möglich, die Schwangerschaft zu erhalten. Deshalb wird der Abort mit Prostaglandinen, die als Zäpfchen direkt vor den Muttermund gelegt werden und zur Muttermunderweichung führen, unterstützt. Nach dem Abort wird die Gebärmutter instrumentell ausgeräumt (Ausschabung).

Physiotherapie

Wenn der Abort nach der 20. Schwangerschaftswoche stattgefunden hat, sollte die Patientin Wochenbettgymnastik durchführen, um die Rückbildungsvorgänge zu unterstützen, z.B. die gedehnte Bauchmuskulatur wieder zu kräftigen.

11.2.3 Abortus incompletus und Abortus completus

Schwangerschaft ganz oder teilweise abgegangen

Es besteht keine Schwangerschaft mehr. Beim Abortus incompletus (unvollständiger Abort) sind noch Schwangerschaftsanteile in der Scheide sichtbar oder in der Gebärmutter nachweisbar. Beim Abortus completus (vollständiger Abort) sind alle Schwangerschaftsanteile abgegangen. Die Frau hat Unterbauchschmerzen wie bei der Regelblutung. Es kommt zu Blutungen mit Gewebeabgang.

Therapie

Instrumentelle Nachräumung

Instrumentelle Nachräumung, um alle Schwangerschaftsreste zu entfernen.

11.2.4 Missed abortion

- Frucht tot
- Keine Symptome

Bei einem verhaltenen Abort (engl. missed abortion) stirbt die Frucht, ohne dass es zu Symptomen kommt. Der Muttermund bleibt geschlossen. Es treten keine Blutungen oder Schmerzen auf, nur manchmal treten leichte Blutungen oder bräunlicher Ausfluss auf. Oft wird ein verhaltener Abort erst bei einer Vorsorgeuntersuchung entdeckt.

Therapie

Instrumentelle Nachräumung

Die Therapie ist die gleiche wie beim Abortus incipiens. Um den Abgang der Frucht zu erleichtern, werden manchmal zusätzlich Wehenmittel verabreicht.

11.2.5 Febriler Abort

Infektion der Schwangerschaftsanteile

Bei einem febrilen Abort kommt es zu einer Infektion der Schwangerschaftsanteile durch aufsteigende Keime. Die Gebärmutter wird druckschmerzhaft, und die Patientin fiebert (rektale Temperatur meist > 38 °C).

Therapie

Antibiose, dann instrumentelle Nachräumung

Vor der instrumentellen Nachräumung muss erst die Infektion antibiotisch behandelt werden.

11.2.6 Septischer Abort

- Schüttelfrost mit hohem Fieber
- Schockzeichen

Beim septischen Abort ist die Infektion auf das umgebende Gewebe übergetreten. Schüttelfrost und septische Temperaturen (bis 41°C) sind die ersten Anzeichen. Bei fortschreitendem Verlauf können Schockzeichen und Gerinnungsstörungen mit Nierenversagen und Blutungen auftreten. Durch die in die Blutbahn eingeschwemmten Erreger kommt es zur Sepsis (allgemeine Blutvergiftung bei Einschwemmung von Keimen oder Toxinen in die Blutbahn).

Therapie

Intensivbehandlung bei septischem Abort

Intensivmedizinische Behandlung der Sepsis mit:
- Schockbekämpfung
- hochdosierten Antibiotikagaben
- Gabe von Gerinnungsfaktoren
- Anschließend erfolgt eine instrumentelle Nachräumung.

? Übungsfragen

1. Was ist eine Blasenmole, und warum ist sie gefährlich?
2. Beschreiben Sie bitte Ursachen, Symptome, Diagnostik und Therapie der Extrauteringravidität.
3. Nennen Sie mehrere Ursachen für eine Fehlgeburt.
4. Welche verschiedenen Abortformen kennen Sie, und wie werden sie therapiert?

11.3 Störungen der Plazenta

Störungen der Plazenta treten als funktionelle Störungen (Plazentainsuffizienz), Anlagestörungen (Plazenta praevia), Formanomalien (Nebenplazenten) oder Lösungsstörungen auf.

11.3.1 Plazentainsuffizienz

Nährstoff- und Sauerstoffversorgung sowie Hormonproduktion eingeschränkt

Insuffizienz ist die Unzulänglichkeit eines Organs, seine normale Funktion zu erfüllen. Bei einer Plazentainsuffizienz sind die Nährstoff- und Sauerstoffversorgung des Kindes eingeschränkt.

Ursachen

Chronische Plazentainsuffizienz:
- Mütterliche Erkrankungen
- Vorschäden am Endometrium
- Nikotinabusus
- Übertragung

❶ Die **chronische Plazentainsuffizienz** manifestiert sich oft schon im 2. Trimenon. Das Kind ist somit schon mehere Wochen vor dem errechneten Geburtstermin gefährdet. Gründe für eine eingeschränkte Versorgung des Kindes können sein:
- Erkrankungen der Mutter wie ein schlecht eingestellter Diabetes mellitus oder eine Hypertonie, die zu Gefäßschädigungen an der Plazenta geführt haben.
- eine durch Vorschäden am Endometrium vor Eintritt einer Schwangerschaft entstandene Throphoblastschwäche. Dies kann nach Entzündungen oder mehrfach durchgeführten Abrasiones geschehen. Die Ursache ist vermutlich eine Nidationsschwäche.

- Chronischer Nikotinabusus führt ebenso zu Gefäßschäden und -verengungen an der Plazenta.
- Übertragung der Schwangerschaft.

Akute Plazentainsuffizienz:
- Vorzeitige Plazentalösung
- Schock/Hypotonie der Mutter
- Wehentätigkeit ↑

Grundlage der **akuten Plazentainsuffizienz** sind oft die oben angegebenen chronischen Funktionsstörungen. Weitere Ursachen können sein:
- eine vorzeitige Plazentalösung
- Schockzustände und Hypotonie der Mutter
- uterine Dauerkontraktion oder hyperfrequente Wehentätigkeit unter der Geburt.

Klinik

Die chronische Plazentainsuffizienz verursacht keine Beschwerden oder Symptome bei der Mutter. Sie wird meist bei den Vorsorgeuntersuchungen (☞ 10.5.2) entdeckt.

Diagnostik

Wachstumskontrolle der Kindes per Ultraschall und Dopplersonographie, Hormonuntersuchung, CTG

Bei der **Wachstumskontrolle** des Kindes per Ultraschall (☞ 10.5.3) zeigt sich ein vermindertes Wachstum des Kindes (small for gestational date, SGA), wobei der Bauch im Vergleich zum Kopf oft stärker betroffen sein kann (Kopf-Bauch-Diskrepanz).

Durch eine **Dopplersonographie** lässt sich eine Umverteilung des Blutvolumens bestimmen, die eine „Notversorgung“ des Kindes anzeigen kann. Die Fruchtwassermenge ist meist vermindert.

Kardiotokographie (☞ 10.5.5): Das CTG kann einen Sauerstoffmangel beim Kind nachweisen. Zeigt beispielsweise die Herztonkurve des Kindes eine sehr langsame Herzfrequenz, so muss von einer Sauerstoffunterversorgung ausgegangen werden.

Oxytocin-Belastungstest (OBT): Dabei wird der Schwangeren über eine Infusion das Wehenhormon Oxytocin verabreicht. Falls eine Plazentainsuffizienz vorliegt, kommt es bei den leichten durch das Oxytocin hervorgefrufenen Wehen zu Herztonveränderungen im CTG.

Therapie

Akute Plazentainsuffizienz: Sofortige Entbindung

Chronische Plazentainsuffizienz:
- Grundstörung beseitigen
- Bettruhe
- Ggf. vorzeitige Entbindung
- Ggf. intrauterine Lungenreifung

Bei der akuten Plazentainsuffizienz muss sofort entbunden werden. Bei der chronischen Form sollte möglichst die Grundstörung beseitigt werden. Zusätzlich verbessern Bettruhe und körperliche Schonung die Plazentadurchblutung. Die weitere Schwangerschaft gilt als Risikoschwangerschaft (☞ 10.5.6) und muss engmaschig durch CTG- und Dopplerkontrollen überwacht werden. Ob das Kind stärker durch die Plazentainsuffizienz oder eine Frühgeburt gefährdet ist, muss im Einzelfall entschieden werden. Zur Verbesserung der Atemsituation des Kindes im Falle einer Frühgeburt wird in solchen Fällen eine **Lungenreifung** intrauterin durchgeführt. Dies geschieht über eine zweimalige intramuskuläre Cortisongabe an die Mutter.

11.3.2 Anlagestörungen der Plazenta

- Placenta praevia
- totalis
- marginalis
- partialis

❷ Manchmal erfolgt die Einnistung des Eis (☞ 10.2.4) nicht im mittleren Teil der Gebärmutter, sondern in der Nähe des Muttermundes. Mit zunehmender Schwangerschaft wächst die Plazenta und berührt oder bedeckt dabei den Muttermund (☞ Abb. 11.2).
Die **Placenta praevia totalis** bedeckt den inneren Muttermund vollständig, die **Placenta praevia partialis** bedeckt den inneren Muttermund teilweise. Die **Placenta praevia marginalis** reicht nur an den inneren Muttermund heran.
Eine Placenta praevia findet sich vermehrt bei Mehr- oder Vielgebärenden, Mehrlingsschwangerschaften, kurz aufeinander folgenden Schwangerschaften sowie nach Entzündungen oder Operationen am Endometrium.

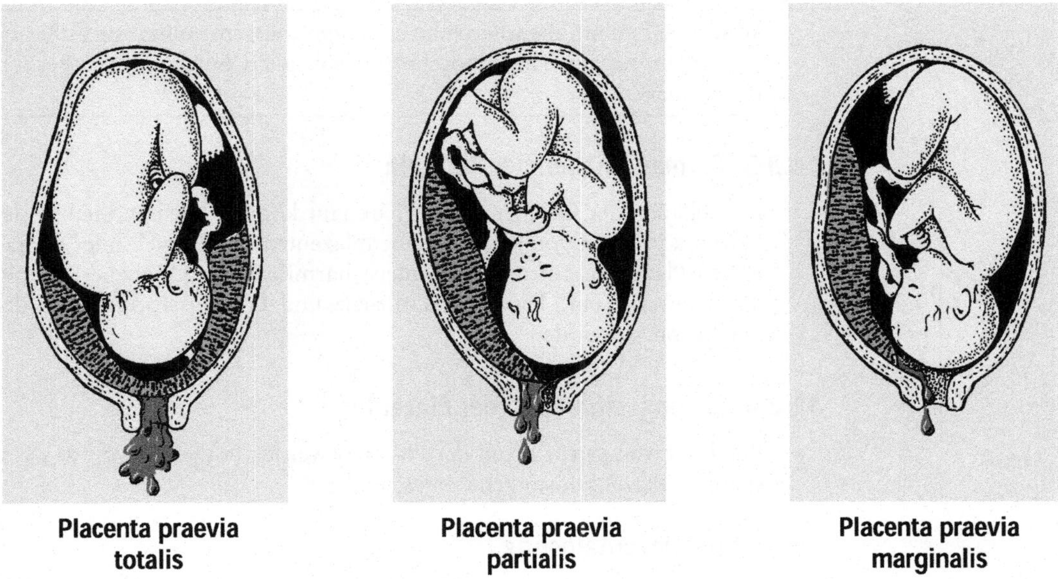

Abb. 11.2 Formen der Placenta praevia [L 190]

Klinik

Schmerzlose Blutung

In den letzten Schwangerschaftswochen dehnt sich der untere Teil des Uterus. Dadurch werden Teile der Plazenta abgelöst. Es kommt zur schmerzlosen Blutung. Der Blutverlust betrifft primär die Mutter. Werden jedoch auch Zottengefäße abgerissen, tritt zusätzlich eine fetale Blutung auf. Bei starker Blutung besteht Lebensgefahr für Mutter und Kind!

Diagnostik

- **Keine** Tastuntersuchung!
- Ultraschall: Die Lage der Plazenta ist bestimmbar.
- Spekulumeinstellung: Bei offenem Muttermund kann Plazentagewebe gesehen werden.

Therapie

Abhängigkeit von der Schwangerschaftswoche und der genauen Plazentalage

Die Stärke der Blutung und die Schwangerschaftswoche bestimmen die Vorgehensweise:

- Leichte Blutung vor der 36. SSW:
  - Bettruhe und Wehenhemmung (Tokolyse) mit Sympathomimetikum (Partusisten®)
  - Durchführung der Lungenreife (☞ 11.3.1)
  - Hb-Kontrollen
- Blutung nach der 38. SSW: Entbindung.

Bei einer Plazenta praevia totalis ist immer ein Kaiserschnitt nötig. Bei einer Plazenta praevia marginalis und partialis sind manchmal Spontangeburten möglich. Bei lebensbedrohlicher Blutung muss das Kind sofort per Kaiserschnitt entbunden werden.

Physiotherapie

Wenn die Patientinnen Bettruhe einhalten müssen, sollten sie außer einer Anleitung zur Thromboseprophylaxe auch Entspannungstherapie bekommen.

11.3.3 Formanomalien der Plazenta

Bei Schäden der Gebärmutterschleimhaut können Formanomalien der Plazenta in Form von kleinen Nebenplazenten sowie zwei- oder dreigeteilten Plazenten auftreten, die meist harmlos sind. Mögliche Komplikationen sind eine Plazentainsuffizienz und Lösungsstörungen in der Nachgeburtsperiode.

11.3.4 Lösungsstörungen der Plazenta

Bei den Lösungsstörungen der Plazenta werden vorzeitige von den verspäteten Plazentalösungen unterschieden.

Vorzeitige Plazentalösung

Die Plazentalösung wird in drei Schweregrade unterteilt.

Die normal sitzende Plazenta löst sich vor der Geburt ab. Häufigste Ursache der vorzeitigen Plazentalösung sind wohl Gefäßveränderungen im Bereich der Plazentahaftstelle, wie sie z.B. durch eine schwangerschaftsinduzierte Hypertonie entstehen können. Weiterhin kann eine starke Volumenverminderung in der Gebärmutterhöhle, z.B. nach Fruchtwasserpunktion oder Geburt des ersten Mehrlings, zu einer vorzeitigen Plazentalösung führen. Verletzungen, z.B. Sturz auf den Bauch, sind seltene Ursachen. Drei **Schweregrade** werden unterschieden:

- Leicht Ablösung < ⅓ der Plazenta
- Mittel Ablösung bis zu ⅔ der Plazenta
- Schwer Ablösung > ⅓ der Plazenta.

Klinik

Schmerzhafte Blutung

❸ Symptome treten erst auf, wenn mehr als ⅓ der Plazentahaftfläche abgelöst ist. Es kommt zu plötzlichen, starken Bauchschmerzen, vaginaler Blutung und Schocksymptomen.

Diagnostik

- Massiv gespannter Uterus
- Ultraschall
- CTG

- Tastuntersuchung: massiv gespannter, harter, druckempfindlicher Uterus
- Ultraschall: Hämatom hinter der Plazenta
- CTG (☞ 10.5.5): kindlicher Herztonabfall, eingeengte Herztöne.

Therapie

Sofortige Schnittentbindung!

Komplikationen

Vorzeitige Plazentalösung: akute Plazentainsuffizienz

Die vorzeitige Plazentalösung stellt eine akute Plazentainsuffizienz dar mit akuter Lebensgefahr für das Kind und der Gefahr des Blutungsschocks der Mutter. Durch den gesteigerten Verbrauch gerinnungsaktiver Substanzen kommt es zu Gerinnungsstörungen der Mutter verbunden mit unstillbaren Blutungen (Verbrauchskoagulopathie).

Verspätete Plazentalösung

Keine oder nicht vollständige Lösung der Plazenta spätestens 30 Minuten nach der Geburt.

Therapie:
- Wehenmittel
- Spasmolytika
- Instrumentelle Nachräumung der manuelle Plazentalösung

Löst sich die Plazenta nicht oder nur unvollständig spätestens 30 Minuten nach der Geburt des Kindes, spricht man von einer Lösungsstörung.

Je nach der **Ursache** erfolgt die **Therapie:**

- Bei einer Wehenschwäche werden Wehenmittel verabreicht (z.B. Oxytocin: Orasthin®).
- Bei überfüllter Harnblase Blasenkatheter legen.
- Bei Muskelkrämpfen des Uterus Spasmolytika, z.B. Buscopan®, verabreichen.
- Ist die Plazenta bis in das Myometrium vorgewachsen oder sind Plazentareste zurückgeblieben, ist die **instrumentelle Ausräumung** (mit stumpfer Kürette) indiziert. Lösen sich die gesamte Plazenta oder größere Teile nicht, wird die **manuelle Plazentalösung** vorgenommen: In Narkose wird mit der Hand die Plazenta bzw. deren Reste vorsichtig aus dem Uterus entfernt. Auch danach muss instrumentell ausgeräumt werden.

11.4 Störungen der Nabelschnur und der Eihäute

11.4.1 Nabelschnurvorfall

Lebensgefahr für das Kind beim Nabelschnurvorfall

Nach dem Blasensprung ist die Eihaut nicht mehr geschlossen. Dadurch kann die Nabelschnur vor dem Kind in den Geburtskanal rutschen. Unter der Geburt wird dann die Nabelschnur eingeklemmt und für das Kind besteht akute Lebensgefahr, da die Sauerstoffversorgung unterbrochen ist.

- Hinlegen beim Blasensprung
- Kindlichen Kopf mit der Hand hochdrücken
- Sofort Kaiserschnitt

Therapie

- Beim Blasensprung sofort hinlegen!
- Mit der Hand das Kind ein Stück in den Geburtskanal zurück hochdrücken. Hand belassen, nicht herausziehen. Dadurch wird der Druck auf die Nabelschnur geringer.
- Sofortige Schnittentbindung einleiten.

11.4.2 Nabelschnurumschlingungen

Durch die Kindsbewegungen während der Schwangerschaft wickelt sich manchmal die Nabelschnur um das Kind. Tritt das Kind während der Geburt im Geburtskanal tiefer, entsteht ein Zug an der Nabelschnur, der die Gefäße abdrückt. Es kommt zum Sauerstoffmangel.

Therapie

Gabe von wehenhemmenden Mitteln, das Becken hochlagern. Bei starker kindlicher Beeinträchtigung muss eine Schnittentbindung folgen. Bei den meisten Nabelschnurumschlingungen ist jedoch eine vaginale Geburt möglich.

11.4.3 Ansatzanomalie der Nabelschnur

Ausgedehnte Blutungen möglich, da die Nabelschnur in den Eihäuten ungeschützt verläuft

Bei einer Ansatzanomalie setzt die Nabelschnur nicht zentral auf der Plazenta, sondern an den Eihäuten an. Die Nabelschnurgefäße verlaufen dadurch über eine große Strecke ungeschützt in den Eihäuten. Beim Blasensprung reißen die Eihäute, damit können auch die Nabelschnurgefäße einreißen, und es kommt zu ausgedehnten Blutungen.

Therapie

Bei eröffnetem Muttermund rasche Entbindung unterstützt durch Zange oder Vakuum. Bei geschlossenem Muttermund sofort Schnittentbindung.

11.4.4 Vorzeitiger Blasensprung

❹ Normalerweise kommt es erst bei vollständig eröffnetem Muttermund zum Blasensprung. Manchmal kommt es jedoch vor Wehenbeginn zum Blasensprung.

- Entzündungen
- Mehrlinge
- Zu viel Fruchtwasser
- Vorzeitige Wehen
- Vorzeitige Muttermunderöffnung

Ursachen

- Entzündungen
- Erhöhter Druck bei Mehrlingsschwangerschaften, zu viel Fruchtwasser oder Lageanomalien des Kindes
- Vorzeitige Wehen
- Vorzeitige Öffnung des Muttermundes bei Zervixinsuffizienz.

- Urin färbt Lackmuspapier rot.
- Fruchtwasser färbt Lackmuspapier blau.

Nach dem Blasensprung geht Fruchtwasser ab. Es ist mit Lackmuspapier möglich, Urin von Fruchtwasser zu unterscheiden. Urin ist sauer und färbt das Papier rot, Fruchtwasser ist alkalisch und färbt das Papier blau. Achtung: Wenn der Urin-ph > 7 ist, dann ist auch bei Urin das Lackmuspapier blau!

Therapie

Gefahr der Infektion, deshalb Geburtseinleitung innerhalb der nächsten 12 Stunden

Da die Gefahr einer Infektion des Feten besteht, sollte die Geburt bei reifen Kindern innerhalb der nächsten 12 Stunden eingeleitet werden. Bei V.a. eine Infektion wird sofort mit Antibiotika therapiert. Bei vorzeitigem Blasensprung und unreifen Kindern wird eine Lungenreifebehandlung begonnen.
Wird eine Infektion wegen Fieber der Mutter oder fetaler Tachykardie vermutet, muss die Schwangerschaft beendet werden.

? Übungsfragen

1. Nennen Sie bitte Ursachen der chronischen Plazentainsuffizienz.
2. Was ist eine Placenta praevia, welche Unterformen gibt es und was sind die Symptome?
3. Nennen Sie typische Symptome der vorzeitigen Plazentalösung.
4. Wodurch wird ein vorzeitiger Blasensprung verursacht und warum ist er gefährlich?

11.5 Gestosen

Frühgestose:
- Hyperemesis

Spätgestosen:
- EPH-Gestose (Präeklampsie)
- Drohende Eklampsie
- Eklampsie
- HELLP-Syndrom

Gestosen sind Erkrankungen, die nur in Zusammenhang mit einer Schwangerschaft entstehen.
In den ersten drei Monaten der Schwangerschaft auftretende Störungen sind **Frühgestosen**, deren wichtigste Form die Hyperemesis gravidarum ist.
Spätgestosen sind Erkrankungen der zweiten Schwangerschaftshälfte nach der 20. SSW. Vier Formen werden unterschieden: EPH-Gestose (Präeklampsie) und ihre Komplikationen: drohende Eklampsie, Eklampsie und HELLP-Syndrom.

11.5.1 Hyperemesis gravidarum

Erbrechen in der Frühschwangerschaft durch hohe HCG-Spiegel

Die **Hyperemesis gravidarum** (Emesis: Erbrechen) bezeichnet ein häufiges und heftiges Erbrechen in der Frühschwangerschaft (6.–16. SSW).
Als Ursache wird der hohe HCG-Spiegel vermutet. Bei Mehrlingsschwangerschaften oder einer Blasenmole, die beide überdurchschnittlich hohe HCG-Spiegel aufweisen, tritt eine Hyperemesis gravidarum gehäuft auf. Häufig spielen psychosoziale Probleme eine entscheidende Rolle: Schwangerschaftskonflikt, Partnerschaftsprobleme, kulturelle Entwurzelung.

Klinik

Übelkeit und Erbrechen mehrmals täglich, Gewichtsabnahme, Elektrolytverschiebungen

Übelkeit und Erbrechen mehrmals am Tag, unabhängig von den Mahlzeiten. Es kommt zur Gewichtsabnahme, Störungen des Wasser- und Elektrolythaushaltes, Hypotonie wegen des Volumenmangels und Abnahme der Urinmenge durch zu geringe Flüssigkeitsaufnahme.

Therapie

- Infusionstherapie
- Nahrungsaufbau
- Ggf. Antibiotika

- Leichte Symptome gehen oft nach der 12.–14. SSW von allein zurück, und es besteht keine Gefahr für das Kind.
- Schwere Fälle mit Kreislaufstörungen müssen stationär überwacht werden. Über Infusionen wird der Wasser- und Elektrolythaushalt ausgeglichen. Nach Abklingen der Symptome kann die Patientin mit leichter, fettarmer Kost wieder anfangen zu essen.
- Bei sehr schweren Fällen gibt man Antiemetika, z.B. Vomex A®.

Physiotherapie

Den oft stark erschöpften Patientinnen eine Entspannungstherapie anbieten. Bei bettlägrigen Patientinnen Thromboseprophylaxe durchführen und versuchen, sie möglichst schnell zu mobilisieren.

11.5.2 EPH-Gestose (Präeklampsie)

Lebensgefahr für Mutter und Kind

Leitsymptome:
E: Edema (Ödeme)
P: Proteinurie
H: Hypertonie

❶ Bei der schweren Form dieser Erkrankung in der Spätschwangerschaft besteht Lebensgefahr für Mutter und Kind.
EPH steht für die Abkürzungen der drei Leitsymptome:

- Edema (Ödeme)
- Proteinurie (vermehrte Eiweißausscheidung im Urin)
- Hypertonie.

Jedes dieser Symptome kann alleine oder in Kombination auftreten. Der Begriff EPH-Gestose ist durch den Begriff Präeklampsie (Kombination von Hypertonie und Proteinurie) abgelöst worden.

Ursachen

- Vererbung
- Diabetes
- Übergewicht
- Hypertonie
- Nierenerkrankungen
- Mehrlinge
- Erstgebärende < 16 bzw. > 35 Jahre

- Genetische Veranlagung: Ist bei der Mutter eine EPH-Gestose aufgetreten, ist das Risiko für die Tochter erhöht.
- Prädisponierende Faktoren sind Diabetes mellitus, Übergewicht, Hypertonus und Nierenerkrankungen der Schwangeren.
- Mehrlingsschwangerschaften
- Schwangere, die jünger als 16 Jahre oder älter als 35 Jahre sind.

Klinik

- **Ödeme:** Geringe Ödeme an Händen oder Füßen sind nicht so bedeutend wie Ödeme am ganzen Körper. Auffällig ist eine Gewichtszunahme in den letzten drei Schwangerschaftsmonaten von > 500 g/Woche bei der leichten Form und > 1000 g/Woche bei der schweren Form.
- **Proteinurie:** Eine Eiweißkonzentration im 24-Stunden-Urin bis 0,3 g/l ist normal. Ein Eiweißverlust von mehr als 0,5 g/l/24 Stunden ist verdächtig für eine leichte Form der EPH-Gestose;

bei der schweren EPH-Gestose werden mehr als 3 g/l/24 Stunden ausgeschieden.
- **Hypertonie:** Blutdruckanstieg systolisch über 140 mmHg, diastolisch über 90 mmHg bei der leichten Form; über 140/100 mmHg bei der schweren Form.

Die Patientin über die Symptome einer drohenden Eklampsie aufklären, damit sie sich früh melden kann, wenn Symptome auftreten.

Therapie

- Blutdruckeinstellung
- Laborkontrollen
- CTG
- Eiweißreiche, salzarme Kost
- Ggf. Entbindung

Bei leichten Verlaufsformen genügt eine konservative Therapie:
- Blutdruckeinstellung mit Antihypertensiva
- Regelmäßige Laborkontrollen von Blutbild, Elektrolyten, Harnsäure, Leberwerten, Gesamteiweiß, Haptoglobin
- Engmaschige Überwachung des Feten über CTG
- Eiweißreiche, salzarme Kost.

Bei schweren Verlaufsformen muss die Schwangerschaft beendet werden.

Physiotherapie

Die thromboseprophylaktischen Übungen sollen adäquat dosiert und ruhig ausgeführt werden. Entspannungstherapeutische Maßnahmen sind sehr zu empfehlen. Wenn eine Spontanentbindung angestrebt wird, sollte man ca. ab der 30. SSW mit der modifizierten Geburtsvorbereitung beginnen.

11.5.3 Drohende Eklampsie

Zusätzliche Symptome:
- Kopfschmerzen
- Augenflimmern
- Sehstörungen
- Nierenfunktionsstörungen
- Plazentainsuffizienz
- Linksherzinsuffizienz (→ Lungenödem)

❷ Bei der drohenden Eklampsie (Eklampsie: Krampf) treten weitere Symptome zu denen der Präeklampsie dazu:
- Kopfschmerzen, Augenflimmern, Sehstörungen, Übelkeit und Erbrechen
- Stärkere Nierenfunktionsstörungen bis Anurie
- Leberschwellung
- Plazentainsuffizienz
- Linksherzinsuffizienz bei massiver Hypertonie mit der Gefahr eines Lungenödems.

Therapie

Symptome wie Augenflimmern und Übelkeit weisen schon auf einen möglichen Übergang in die Eklampsie hin, deshalb muss schnell gehandelt werden. Ziel der medikamentösen Therapie ist es, den Blutdruck zu senken und die Krampfschwelle des Gehirns zu erhöhen, d.h. die Gefahr eines Krampfanfalls zu vermindern. Die Schwangerschaft muss möglichst schnell beendet werden.

11.5.4 Eklampsie

Krampfanfall mit Bewusstlosigkeit

Bei der Eklampsie kommt es zum Krampfanfall mit Bewusstlosigkeit. Die Krämpfe beginnen an den Extremitäten und breiten sich über den ganzen Körper aus.

Therapie

- Mundkeil zur Vermeidung von Zungenbissen
- hochdosiert Valium
- schnellstmögliche Schwangerschaftsbeendigung
- Intensivüberwachung.

11.5.5 HELLP-Syndrom

HELLP als Akürzung für auftretende Komplikationen

HELLP steht für die Abkürzungen der drei Komplikationen, die zusätzlich zu einer EPH-Gestose auftreten können:

- H: Hämolyse (Auflösen der Erythrozyten)
- EL: Elevated Liver Enzymes (erhöhte Leberwerte)
- LP: Low Platelets (erniedrigte Thrombozyten).

Schmerzen im rechten Oberbauch als Leitsymptom

Leitsymptom sind Schmerzen im rechten Oberbauch. Wie bei der Eklampsie besteht eine ernste Bedrohung für Mutter und Kind. So können – besonders nach einer Schnittentbindung – lebensbedrohliche unstillbare Uterusblutungen auftreten.

Therapie

- Intensivüberwachung
- Schnelle Entbindung

- Intensivüberwachung mit EKG-Monitor, engmaschige RR-Kontrollen und Messung der Urinausscheidung
- Evtl. Gabe von Thrombozytenkonzentraten bei Thrombozytopenie
- Schnelle (möglichst vaginale) Entbindung.

! Merke

Um Frühsymptome einer Gestose zu erkennen, ist die Schwangerenvorsorge unverzichtbar. Eine leichte Form der EPH-Gestose (Präeklampsie) kann ohne große Risiken für Mutter und Kind behandelt werden. Bei schweren Verlaufsformen muss die Entbindung schnellstmöglich durchgeführt werden.

? Übungsfragen

1. Beschreiben Sie bitte Ursachen, Klinik und Therapie der EPH-Gestose (Präeklampsie).
2. Was sind eine drohende Eklampsie, Eklampsie und ein HELLP-Syndrom?

11.6 Erkrankungen der Mutter

Bei schweren Erkrankungen der Mutter gilt die Schwangerschaft als Risikoschwangerschaft

Leidet die Mutter an einer schwerwiegenden Grunderkrankung, so kann diese auch zu Problemen in der Schwangerschaft führen. Die Schwangerschaft wird als **Risikoschwangerschaft** eingeschätzt und intensiver betreut als eine normale Schwangerschaft.

11.6.1 Allgemeinerkrankungen der Mutter

Störungen des Glukosestoffwechsels: Diabetes mellitus

Diabetes mellitus als häufigste Stoffwechselstörung in der Schwangerschaft (Gestationsdiabetes)

❶ Diabetes mellitus (Zuckerkrankheit) ist eine durch Insulinmangel oder verminderte Insulinempfindlichkeit des Körpers bedingte chronische Störung des Glukosestoffwechsels. Der Blutzuckerspiegel ist dabei erhöht bei erniedrigter intrazellulärer Blutzuckerverfügbarkeit.
Es werden folgende Formen unterschieden:

- Diabetes mellitus Typ 1, der meist vor dem 40. Lebensjahr beginnt
- Diabetes mellitus Typ 2, der meist in höherem Lebensalter auftritt
- Gestationsdiabetes (Schwangerschaftsdiabetes), bei dem sich in der Schwangerschaft erstmals eine diabetische Stoffwechsellage entwickelt. Er tritt bei 0,5–3% aller Schwangeren auf und ist in über 90% der Fälle vorübergehend.

Bevor es Insulin gab, waren Diabetikerinnen zumeist unfruchtbar. Heute kann nahezu jede betroffene Frau Kinder bekommen. Es gibt jedoch typische Komplikationen bei Kind und Mutter sowie bei der Geburt.

Kindliche Komplikationen

- Hohe Frühgeburtsrate mit erhöhter perinataler Sterblichkeit
- Makrosomie
- Unreife
- Plazentainsuffizienz

- Die Rate an Aborten, Frühgeburten und Fehlbildungen ist erhöht.
- **Makrosomie:** sehr große, dicke Kinder aufgrund des hohen Zuckerangebotes
- Postpartale kindliche Hypoglykämien (Unterzuckerung), da ein chronisch hoher Insulinspiegel beim Kind jetzt kein erhöhtes Zuckerangebot von mütterlicher Seite zu verarbeiten hat
- Unreife des Kindes bei der Geburt kann zum Atemnotsyndrom führen, da Insulin die Surfactant-Bildung hemmt (☞ 12.5.7)
- Erhöhte perinatale Sterblichkeit der Kinder
- Plazentainsuffizienz

Geburtshilfliche Komplikationen

- Vorzeitiger Blasensprung
- Lageanomalien der Kinder
- Wehenschwäche

Häufig besteht ein Polyhydramnion (☞ 10.3.3), welches vermehrt zu vorzeitigen Blasensprüngen, Wehenschwäche bei Uterusüberdehnung, Lageanomalien der Kinder und Nabelschnurvorfällen führt.

Mütterliche Komplikationen

- Hypoglykämie
- Verminderte Infektabwehr
- Häufig EPH-Gestosen

- Bei Patientinnen, die schon vor der Schwangerschaft insulinpflichtig sind, kann es zu Hypoglykämien in der Frühschwangerschaft kommen (durch erhöhten Glukosebedarf).
- Verminderte Infektabwehr mit Neigung zu Harnweginfektionen und Nierenbeckenentzündungen
- EPH-Gestosen treten häufiger auf.

Diagnostik

- Blutzuckertagesprofil
- Oraler Glukosetoleranztest

- Blutzuckertagesprofil
- Oraler Glukosetoleranztest (OGTT): 100 g Glukose einnehmen. Anschließend Kontrolle der Blutzuckerwerte nach 60, 120 und 180 Minuten.

- Pathologisch:
  Nüchtern > 100 mg/dl
  60 Minuten > 190 mg/dl
  120 Minuten > 170 mg/dl
  180 Minuten > 150 mg/dl
- Kontrolle der Zuckerausscheidung im Urin (als alleinige Methode zu unzuverlässig).

Therapie

BZ-Einstellung um 100 mg/dl. Engmaschige Überwachung des Kindes (Ultraschall, CTG) und der Plazenta Plazentafunktion (Doppler, OBT)

- Optimale Einstellung der mütterlichen Blutzuckerwerte (< 100 mg/dl) mit Diät und wenn notwendig zusätzlich mit Insulin. Orale Antidiabetika sind wegen möglicher fetaler Schädigung in der Schwangerschaft kontraindiziert.
- Engmaschige Überwachung des Kindes mit Ultraschall alle 2–3 Wochen (Wachstum, Fehlbildungen)
- Engmaschige CTG-Kontrollen beim Kind
- Bei kindlicher Makrosomie, Polyhydramnion oder anderen Faktoren, die auf eine unzureichende Blutzuckereinstellung schließen lassen, sollte ein Oxytocin-Belastungstest (☞ 11.3.1) durchgeführt werden. Einer Spontangeburt steht bei guter Stoffwechsellage nichts im Wege, allerdings sollte wegen der Gefahr der Plazentainsuffizienz der errechnete Geburtstermin nicht überschritten werden. Während und nach der Geburt sind Mutter und Kind erhöht überwachungsbedüftig. Eine pädiatrische Versorgung sollte gewährleistet sein, deshalb empfiehlt es sich, die Geburt in einem sog. perineonatologischem Zentrum durchzuführen.
- Nach der Geburt muss der Blutzucker des Kindes engmaschig überwacht werden. Ggf. muss Zuckerlösung gefüttert oder wenn notwendig auch über die Vene zugeführt werden.

Drei Monate nach der Geburt sollte die Mutter einen erneuten OGTT durchführen, da der Gestationsdiabetes in seltenen Fällen in einen Typ 2 Diabetes übergehen kann.

Herzerkrankungen

Risikoabwägung vor der Schwangerschaft

Durch die Schwangerschaft wird das Herz-Kreislauf-System vermehrt belastet. Bestehende Herzerkrankungen können sich verschlimmern, z.B. angeborene oder erworbene Herzklappenfehler, Herzrhythmusstörungen oder Erkrankungen der Herzkranzgefäße. Es kann zu einer Herzinsuffizienz kommen.
Bevor eine herzkranke Frau schwanger wird, sollte durch eine kardiologische Untersuchung das Risiko für eine Schwangerschaft abgeschätzt werden. Die Symptome bei Herzerkrankungen werden in 4 Schweregrade eingeteilt:

- Grad 1 keine Symptome, keine Beeinträchtigung der Leistungsfähigkeit
- Grad 2 symptomatisch nur bei schwerer Belastung
- Grad 3 symptomatisch bei leichter Belastung
- Grad 4 symptomatisch im Ruhezustand.

Bei Schweregrad 1 und 2 kann eine Schwangerschaft weitgehend problemlos verlaufen. Bei Schweregrad 3 und 4 ist eine Schwangerschaft mit vielen Risiken behaftet, und es wird oft davon abgeraten.
Grundsätzlich sollte bei einer Dauermedikation mit oralen Antikoagulantien (Marcumar®, z.B. nach Herzklappenersatz) eine Empfängnis vermieden werden, da die Gefahr einer kindlichen Fehlbildung erhöht ist.

Anämie

Verstärkung durch physiologische Schwangerschaftsanämie

Einnahme von Eisen

Durch die physiologische Blutverdünnung während der Schwangerschaft wird eine vorbestehende Anämie verstärkt. Meist handelt es sich um eine Eisenmangelanämie, die mit der Einahme von Eisenpräparaten leicht zu therapieren ist. Nur in sehr ausgeprägten Fällen kommt es zu einer Mangelentwicklung des Kindes, vorzeitigen Wehen oder einer Plazentainsuffizienz (☞ 11.3.1).

Physiotherapie

Bei Patientinnen mit Herzerkrankungen vor, während und nach der Therapie immer Puls und Blutdruck kontrollieren.

Lungenerkrankungen

Asthma bronchiale

Asthmakranke Frauen zeigen während der Schwangerschaft zu 50% keine Veränderung der Symptome, zu 30% Besserung der Symptome und zu 20% Verschlechterung der Symptome.
Bei gut eingestelltem Asthma bronchiale ist kein Nachteil für das Kind zu erwarten.

Physiotherapie

Bei Patientinnen mit bekanntem Asthma bronchiale den Schwerpunkt der Geburtsvorbereitung auf die Atemtherapie legen, v.a. Lippenbremse anleiten.

Lungentuberkulose

Auch während der Schwangerschaft wird die Therapie der Lungentuberkulose konsequent weitergeführt. Es besteht keine Gefahr für das Kind. Das Neugeborene muss mit BCG geimpft werden.

Krampfadern

Erhöhtes Thrombose- und Lungenembolierisiko

Durch die Schwangerschaft wird eine vorbestehende Varikosis (Krampfadern) verschlimmert, das Risiko einer Thrombose und Lungenembolie ist relativ hoch. Die Prophylaxe besteht im Tragen von Stützstrümpfen, häufigem Hochlagern der Beine und Wechselduschen.

11.6.2 Infektionskrankheiten der Mutter

❷ Durch mütterliche Infektionen in der Schwangerschaft ist nicht nur die Mutter, sondern auch das Kind gefährdet. Manche Erreger verursachen schwere Erkrankungen und Fehlbildungen beim Kind.

Merkhilfe STORCH

Eine Merkhilfe für die wichtigsten Infektionen in der Schwangerschaft ist das Wort **STORCH**, das sich aus den Anfangsbuchstaben der folgenden Krankheiten zusammensetzt:
- Syphilis
- Toxoplasmose
- Others: HIV, Hepatitis, Windpocken, Masern, Mumps, Gonorrhoe, Ringelröteln, Chlamydien
- Röteln
- Cytomegalie
- Herpes simplex.

Syphilis

Angeborene Syphilis: Lues connata mit typischen Folgen

Wird das Kind bereits während der Schwangerschaft infiziert, kommt es zur angeborenen Syphilis (Lues connata).

Folgen
- Hepatosplenomegalie (Leber- und Milzvergrößerung)
- Anämie
- Hautveränderungen: fleckig-erhabener Ausschlag
- Zahnfehlbildungen, sog. Tonnenzähne
- Knochendeformitäten
- Schwerhörigkeit.

Kommt es erst unter der Geburt bei einer frischen Infektion der Mutter zur Übertragung auf das Kind, verläuft die Syphilis wie das Sekundärstadium beim Erwachsenen (☞ 5.1).

Toxoplasmose

Transplazentare Toxoplasmoseübertragung ab der 16. SSW

Die Toxoplasmose ist eine Erkrankung, die meistens unbemerkt oder mit leichten grippalen Symptomen der Mutter verläuft. Der Erreger Toxoplasma gondii gehört zu den Protozoen. Er wird über rohes Fleisch oder Katzen auf die Mutter und ab der 16. SSW auf den Fetus übertagen.

Fetus nur bei frischer Erstinfektion gefährdet, deshalb Verzicht auf rohes Fleisch und Kontakt mit Katzen

Eine Gefahr für den Fetus besteht nur bei frischer Erstinfektion der Mutter in der Schwangerschaft. Deshalb wird bei der Schwangerenvorsorge (☞ 10.5) der Toxoplasmose-Titer bestimmt. War noch keine Infektion vorhanden, sollte während der Schwangerschaft auf rohes Fleisch und Kontakt mit Katzen verzichtet werden.

Folgen

- Intrazerebrale Verkalkungen
- Augenentzündungen

Die Folgen einer Infektion des Fetus sind Hydrozephalus, Verkalkungen im Gehirn (intrazerebrale Verkalkungen) und Entzündungen der Ader- und Netzhaut des Auges (Chorioretinitis).

HIV

HIV-Übertragung transplazentar, bei der Geburt und über die Muttermilch

Die Mutter-Kind-Virusübertragung findet zumeist unter der Geburt und nur selten intrauterin statt. Auch durch die Muttermilch kann es zu einer Übertragung kommen. Durch die folgenden Maßnahmen ist die Mutter-Kind-Transmission in den westlichen Industriestaaten auf unter 2% gesunken:

- HIV-Test im Rahmen der Mutterschaftsvorsorge mit Einwilligung der Schwangeren. Bei positivem Befund ausführliche Aufklärung der Schwangeren, Bestimmung der Viruslast und ggf. Beginn einer primären Schnittentbindung unter antiviraler Therapie
- Primäre Schnittentbindung vor Wehenbeginn und/oder Blasensprung in der 36. SSW. Um diesen Zeitpunkt Durchführung einer antiviralen i.v.-Therapie zur maximalen Senkung der Viruslast
- Kurzzeittherapie des Neugeborenen i.v. oder oral
- Abstillen, um eine Übertragung des Virus durch die Muttermilch zu vermeiden

Die Übertragungsrate bei einer Spontangeburt und anschließendem Stillen beträgt 30–50% (Entwicklungsländer)!
Eine HIV-Infektion ist keine Indikation zum Schwangerschaftsabbruch.

Hepatitis B

Hepatitisinfektion erst während der Geburt
Kind aktiv und passiv impfen

Hepatitis-B-Viren können die Plazenta nicht passieren. Sie sind also erst bei der Geburt eine Gefahr für das Kind. Um der Neugeboreneninfektion vorbeugen zu können, wird im Rahmen der Schwangerschaftsuntersuchungen das Blut auf Hepatitisviren bzw. -antikörper untersucht. Ist die Mutter infektiös (HBsAg-positiv), so wird das Neugeborene direkt nach der Geburt aktiv und passiv geimpft. Die Mutter kann ihr Kind stillen, da es durch die Impfungen sofort geschützt ist.

Chlamydien

Vorzeitige Wehen bei Chlamydieninfektion
Konjunktivitis oder Pneumonie beim Kind

Chlamydieninfektionen rufen in der Frühschwangerschaft vorzeitige Wehen hervor. Beim Kind führen sie zur Konjunktivitis oder Pneumonie. Deshalb müssen infizierte Mütter und deren Partner unbedingt behandelt werden.

Röteln

Rötelnembryopathie:
- Katarakt
- Herzfehlbildungen
- Innenohr-Schwerhörigkeit
- Geistige Behinderung

❸ Eine Infektion mit Rötelnviren in der Schwangerschaft führt zur sog. **Rötelnembryopathie.** Je früher in der Schwangerschaft die Infektion erfolgt, desto größer ist das Missbildungsrisiko. Nach Abschluss der Embryonalphase ist das Risiko relativ gering.
Um das Risiko einer Rötelninfektion in der Schwangerschaft zu verringern, sollte jede Frau im gebährfähigen Alter gegen Röteln geimpft sein. Im Rahmen der Schwangerenvorsorge wird der Antikörpertiter bestimmt.

Folgen

- Trübung der Augenlinse (Katarakt: grauer Star) bis zur Erblindung
- Herzfehlbildungen (offener Ductus botalli, Ventrikelseptumdefekt)

- Taubheit (Innenohr-Schwerhörigkeit)
- Geistige Behinderung.

Therapie

Passive Impfung innerhalb von 8 Tagen
Indikation zum Schwangerschaftsabbruch

Eine passive Impfung muss innerhalb von 8 Tagen nach dem Kontakt mit Röteln erfolgen. Wird diese Frist verpasst, und ist eine Infektion gesichert, besteht in der 1.–12. SSW eine absolute, in der 13.–17. SSW eine relative Indikation zum Schwangerschaftsabbruch (☞ 11.10).

Zytomegalie

Häufigste prä- und perinatale Infektion
Schädigung des Kindes nur bei Erstinfektion

Die Zytomegalie ist die **häufigste prä- und perinatale Infektion.** Die transplazentare Übertragung der Viren auf das Kind ist während der gesamten Schwangerschaft möglich. Auch hier gilt: Je früher die Infektion, desto größer ist das Missbildungsrisiko. Eine Schädigung für das Kind ist nur bei der Erstinfektion der Mutter während der Schwangerschaft zu erwarten.

Folgen

- Hepatosplenomegalie
- Geistige Retardierung
- Hörschäden

- Geistige Retardierung
- Hörschäden
- Pneumonie und Bronchitiden
- Hepatosplenomegalie (Leber- und Milzvergrößerung)
- Anämie

Herpes simplex

Kaiserschnitt bei frischer Herpes-simplex-Infektion (Typ II) der Mutter, da kindliche Sterblichkeit sehr hoch

Bei einer primären Infektion der Mutter mit Herpes simplex Viren Typ II infiziert sich in ca. 90% der Fälle das Kind während der Geburt. Die kindliche Sterblichkeit bei einer Herpes-Infektion (☞ 5.2) ist sehr hoch. Deshalb wird bei einer frischen Infektion der Mutter ein Kaiserschnitt durchgeführt, um den Kontakt des Kindes mit den Herpesbläschen an den Genitalien zu vermeiden. Danach muss das Kind jedoch mit Zovirax® therapiert werden.
Die rezidivierende Infektion hat ein Infektionsrisiko von nur 4%. Besteht keine massive Infektion, so kann das Kind spontan zur Welt kommen.

11.7 Blutgruppenunverträglichkeiten

Blutgruppenunverträglichkeiten zwischen Mutter und Kind können das Rhesussystem, das AB0-Blutgruppensystem oder seltene Blutgruppenfaktoren betreffen.

11.7.1 Unverträglichkeit im Rhesussystem

Rhesusinkompatibilität bei Rh-negativer Mutter und Rh-positivem Kind

Im Blutgruppensystem bezeichnet der Rhesusfaktor D (Rh) ein bestimmtes Antigen auf den Erythrozyten. Ist er vorhanden, spricht man von Rh-positiv oder Rh-D, fehlt er, von Rh-negativ oder Rh-d. Der Rhesusfaktor wird dominant vererbt. Deshalb kann eine Rh-negative Frau von einem Rh-positiven Mann auch ein Rh-positives Kind bekommen. Bei der Geburt oder Fehlgeburt gelangen kindliche Erythrozyten in das mütterliche Blut. Die Rh-negative Mutter bildet Anti-D-Antikörper der Klasse IgG (plazentagängig) gegen die Rh-positiven Erythrozyten. Gegen weitere Rhesusfaktoren (C, c, E, e) werden nur selten Antikörper gebildet.

❹ Gelangen ein zweites Mal Rh-positive Erythrozyten in das mütterliche Blut, z.B. während einer weiteren Schwangerschaft mit einem Rh-positiven Kind oder über eine Bluttransfusion, bilden sog. Gedächtniszellen des Immunsystems schnell große Mengen der Anti-D-Antikörper (Rhesusinkompatibilität). Diese sind plazentagängig und zerstören die kindlichen Erythrozyten. Es kommt zum **Morbus haemolyticus fetalis** bzw. **neonatorum** (Hämolyse: Blutauflösung).

Klinik

Morbus hämolyticus fetalis:
- Anämie
- Generalisierte Wassersucht
- Post partum: Kernikterus

Das Ausmaß der Schädigung ist umso größer, je mehr Antikörper auf das Kind übergetreten sind. Durch die Zerstörung der Erythrozyten kommt es zur Anämie und Zunahme der Bilirubinkonzentration im Blut. Nach der Geburt besteht die Gefahr eines **Kernikterus** (☞ 12.5.7). Die schwerste Verlaufsform des Morbus haemolyticus fetalis ist eine generalisierte Wassersucht (Hydrops fetalis) mit Aszites und Ödemen, die zum intrauterinen Fruchttod führen kann.

Therapie

Bilirubinwertkontrolle und Phototherapie, ggf. Austauschtransfusion

- Engmaschige Überwachung der Bilirubinwerte
- Bei hohen Bilirubinwerten **Phototherapie:** Bestrahlung des Neugeborenen mit blauem Licht (410–530 nm Wellenlänge), das wasserunlösliches Bilirubin in eine wasserlösliche Verbindung umwandelt, die ausgeschieden werden kann
- Postnatale Austauschtransfusionen bei lebensbedrohlicher Anämie

Prophylaxe

Anti-D-Prophylaxe bei Rh-negativen Frauen

Um bei Rh-negativen Frauen die Antikörperbildung zu verhindern, werden Anti-D-Immunglobuline gespritzt:
- als Prophylaxe in der 28. SSW bei Rh-negativen Frauen
- nach der Geburt eines Rh-positiven Kindes
- bei Blutungen in der Schwangerschaft
- nach einem Abort oder Schwangerschaftsabbruch
- nach Eingriff in der Schwangerschaft, z.B. Amniozentese.

Vorhandene Rh-positive Erythrozyten werden durch das Anti-D abgefangen und beseitigen den Anreiz für die Antikörperbildung.

11.7.2 ABO-Unverträglichkeiten

Unverträglichkeit, wenn Mutter Blutgruppe 0 hat und das Kind A oder B

Hat die Mutter die Blutgruppe 0 und das Kind die Blutgruppe A oder B, kann es nach der Geburt durch mütterliche Antikörper zur verstärkten Hämolyse beim Kind kommen.

Klinik

Milder Verlauf, da sich Antigene beim Kind erst gegen Ende der Schwangerschaft ausbilden

Anämie und evtl. verstärkter Neugeborenenikterus

Der Verlauf der Erkrankung ist im Gegensatz zur Rhesusinkompatibilität meist sehr milde, da sich die Antigene A und B der kindlichen Erythrozyten erst gegen Ende der Schwangerschaft ausbilden. Außerdem fangen die natürlich vorliegenden Antikörper Anti-A oder Anti-B der Mutter die kindlichen Erythrozyten meist ab, bevor es zur Sensibilisierung der Mutter mit Antikörpern der Klasse IgG kommt, die plazentagängig sind.
So kommt es meist nur zu einer milden hämolytischen Anämie, dem **Morbus haemolyticus neonatorum,** der sich in einem verstärkten **Neugeborenenikterus** (☞ 12.5.7) zeigen kann.

Therapie

- Phototherapie
- Ggf. Austauschtransfusion

Steigt trotz Phototherapie das Bilirubin weiter an, ist eine Blutaustauschtransfusion der Blutgruppe 0 indiziert, die wenig Antikörper A und B enthält. Eine Prophylaxe gibt es nicht.

? Übungsfragen

1. Welche Komplikationen können in der Schwangerschaft bei Diabetes mellitus der Mutter auftreten?
2. Nennen Sie bitte mehrere Infektionserkrankungen in der Schwangerschaft, die nicht nur die Mutter, sondern auch das Kind gefährden können (Hilfe: STORCH).
3. Was fällt Ihnen zu Röteln in der Schwangerschaft ein?
4. Erklären Sie bitte Ursache, Klinik, Therapie und Prophylaxe des Morbus haemolyticus fetalis.

11.8 Mehrlingsschwangerschaften

Vorkommen fämiliär bedingt und nach Sterilitätsbehandlung

Häufigkeit nach der HELLIN-Regel zu errechnen

Mehrlingsschwangerschaften entstehen spontan oder im Rahmen der Sterilitätstherapie nach hormonell ausgelöstem Eisprung.

Die Häufigkeit der Mehrlingsschwangerschaften wird nach der HELLIN-Regel errechnet:

- Zwillinge 1 : 85 = 1,18%
- Drillinge 1 : 85^2 = 0,013%
- Vierlinge 1 : 85^3 = 0,00016%.

Im Rahmen der Sterilitätstherapie kommt es durch die hormonelle Stimulation zum Eisprung mehrerer Eizellen, die alle befruchtet werden können. Fünf- oder Sechslinge kamen früher fast ausschließlich nach

hormoneller Stimulation vor. Heutzutage ist selbst bei einer künstlichen Befruchtung die Anzahl der Fünf- oder Sechslinge sehr gering, da nur noch maximal drei befruchtete Eizellen eingepflanzt werden.
Bei ⅓ aller Mehrlingsschwangerschaften stirbt eine Embryonalanlage in den ersten Wochen ab.

Zwillinge

Nach ihrer Entstehung werden eineiige von zweieiigen Zwillingen unterschieden.

Eineiige Zwillinge

Eineiige Zwillinge: Erbgleich und gleichgeschlechtlich

Eine befruchtete Zygote teilt sich in zwei Embryonalanlagen. Die beiden Embryonalanlagen sind erbgleich und damit auch gleichgeschlechtlich. Abhängig vom Zeitpunkt der Teilung entstehen eine oder zwei Fruchtblasen sowie eine oder zwei Plazenten.

Zweieiige Zwillinge

Zweieiige Zwillinge: Erbungleich und evtl. verschieden-geschlechtlich

Zwei Eizellen werden von zwei Spermien befruchtet. Die beiden Embryonalanlagen sind erbungleich und gleich- oder verschiedengeschlechtlich. Es sind immer zwei Plazenten und zwei Fruchtblasen vorhanden.

Diagnostik

- Ultraschall
- Zwei CTG-Kurven
- Hoher Fundusstand
- Großer Bauchumfang
- Viele kleine Teile

Häufig finden sich in der Anamnese ein gehäuftes Auftreten von Mehrlingsschwangerschaften in der Familie oder eine Sterilitätstherapie.
Weiterhin sind Mehrlinge zu erkennen:
- im Ultraschall
- zwei verschiedene CTG-Kurven
- zu hoher Fundusstand
- extrem großer Bauchumfang
- Tasten von vielen kleinen Teilen (Arme und Beine).

Komplikationen

- Gestose
- Vorzeitige Wehen
- Vorzeitiger Blasensprung
- Frühgeburtsneigung
- Plazentainsuffizienz
- Fetofetales Transfusionssyndrom

❶ Durch die Mehrbelastung kann es zu Komplikationen in der Schwangerschaft kommen:
- Die Gestoseneigung ist erhöht.
- Die Überdehnung der Uteruswand begünstigt Frühgeburten, Plazenta- und Zervixinsuffizienzen sowie vorzeitige Wehen und Blasensprünge.
- Meistens kommen die Kinder zu früh zur Welt, wodurch wiederum die perinatale Mortalität erhöht ist.
- Atypische Kindslagen sind häufiger.
- Fetofetales Transfusionssyndrom: Durch Gefäßverbindungen zwischen den Plazentagefäßen kann es zu Strömungsveränderungen kommen. Ein Kind erhält mehr Volumen als das andere.

Besonderheiten unter der Geburt und in der Nachgeburtsperiode

In ca. 50% der Fälle verlaufen Zwillingsgeburten normal und spontan. Die Spontanentbindung ist möglich, wenn 2 getrennte Fruchtblasen vorliegen, beide Kinder in Schädellage liegen oder das erste in Schädellage und das zweite in Beckenendlage liegt. Bei allen anderen Variationsmöglichkeiten oder wenn mehr als zwei Kinder erwartet werden, wird meist zu einer primären Sektio geraten.

- Wehenschwäche
- Nabelschnurvorfall
- Plazentalösung des zweiten Kindes nach Geburt des ersten
- Atonische Nachblutungen

Unter der Geburt kommt es gehäuft zu:

- Wehenschwäche bei zu stark vorgedehntem Uterus
- Nabelschnurvorfall nach Geburt des ersten Kindes
- Plazentalösung des zweiten Kindes direkt nach Geburt des ersten Kindes
- Zwillingskollision: Die Kinder verhaken sich so, dass eine spontane Geburt unmöglich ist.

Komplikationen der Nachgeburtsperiode sind:

- atonische Nachblutungen (☞ 12.4.3)
- Im Wochenbett tritt häufiger eine Endomyometritis auf, da sich der Uterus evtl. nur unzureichend zurückbilden kann.

? **Übungsfrage**

1. Welche Probleme können bei Mehrlingsschwangerschaften auftreten?

11.9 Frühgeburt

Als Frühgeburten werden alle Lebendgeburten **vor Vollendung der 37. SSW** oder nach Definition der WHO **unter 2500 g** bezeichnet.

Ursachen

- Zervixinsuffizienz
- Vorzeitige Wehen
- Plazentainsuffizienz

Die Ursachen sind vielfältig. Die Therapie richtet sich nach der jeweiligen Ursache.

Zervixinsuffizienz

Verschlussunfähigkeit des Gebärmutterhalses durch genitale Fehlbildungen, nach vorausgegangenen Operationen an der Zervix, z.B. Konisation oder Kürettage, oder bei veranlagter Bindegewebsschwäche.

Zervixinsuffizienz → Cerclage

Therapeutisch kann der Muttermund operativ mit einer **Cerclage** (☞ Abb. 11.3) verschlossen werden. Auch die Einlage eines Pessars, d.h. eines Ringes, der um den Muttermund gelegt wird, kann eine weitere Öffnung des Muttermundes verhindern.

Vorzeitige Wehen

Vorzeitige Wehen Therapie:
- Tokolyse
- Beruhigung
- Ggf. Antibiose

Vorzeitige Wehen können durch genitale oder Allgemeininfektionen der Mutter, vorzeitigen Blasensprung, Mehrlingsschwangerschaften, Polyhydramnion oder psychische Belastung der Mutter auftreten. Die Therapie richtet sich nach der Ursache: Bei Infektion Antibiotikagabe, bei Polyhydramnion kann eine Fruchtwasserentlastungspunktion durchgeführt werden. Die Wehen können mit einer Tokolyse (z.B. einem Beta-Sympatihomimetikum: Partusisten) oder Valium gehemmt werden.

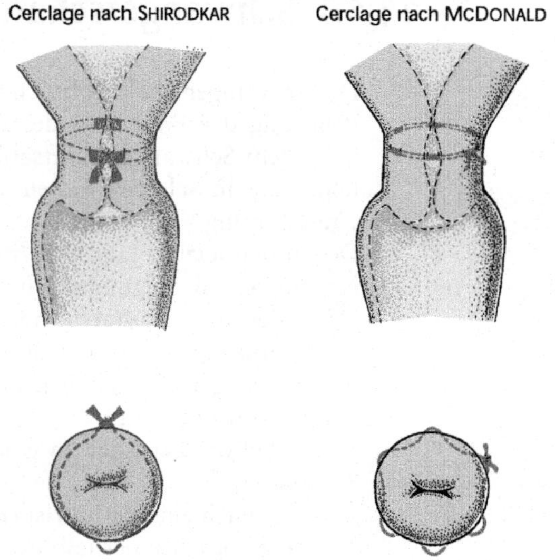

Abb. 11.3 Cerclage [L 190]

Plazentainsuffizienz

Hierbei ist die Plazenta nicht mehr in der Lage, für eine ausreichende Versorgung des Feten zu sorgen.

Folgen

Atemnotsyndrom beim Kind

Die größte Gefahr für das Frühgeborene besteht in der Unreife der Lunge. Es kommt zum **Atemnotsyndrom** mit ungenügender Sauerstoffversorgung. Deshalb wird bei drohender Frühgeburt versucht, die Schwangerschaft so lange wie möglich zu erhalten und die Reifung der Lunge zu beschleunigen.

Prophylaxe: Lungenreifebehandlung

Die Reife der Lunge hängt von der Entfaltung der Alveolen ab, diese wiederum von der Menge an **Surfactant** (☞ 12.5.7). Eine Gabe von Betamethason (Celestan®) bei der Mutter stimuliert die Surfactantbildung beim Fetus. Durch diese Glukokortikoidgabe von 2 mal 12 mg Celestan® i.m. im Abstand von 24 Stunden alle 10–14 Tage kann die Sterblichkeit der Frühgeborenen deutlich gesenkt werden.

Physiotherapie

Da Patientinnen mit drohender Frühgeburt meist strenge Bettruhe einhalten müssen und Anstrengung vermeiden sollten, muss die Geburtsvorbereitung modifiziert werden: Thromboseprophylaxe und Entspannungstherapie stehen im Vordergrund. Außerdem sollten keine Übungen, bei denen die Bauchmuskulatur aktiviert wird, eingesetzt werden.

11.10 Schwangerschaftsabbruch

Der Schwangerschaftsabbruch führt meist zu einer starken psychischen Belastung der Frau bzw. des Paares. Viele Frauen leiden noch lange nach dem Schwangerschaftsabbruch unter Schuldgefühlen und Zweifeln. Nur in seltenen Fällen wird der Schwangerschaftsabbruch als „gute Lösung“ empfunden.

Der in den letzten Jahren heftig diskutierte § 218 StGB beinhaltet die juristischen Bedingungen für den Schwangerschaftsabbruch. Liegt keine der unten aufgeführten Indikationen vor, ist ein Schwangerschaftsabbruch grundsätzlich rechtswidrig.

Ein Schwangerschaftsabbruch ist trotz der aufgehobenen sozialen Indikation straffrei, wenn:

- die Schwangere sich in einer anerkannten Beratungsstelle beraten lässt
- sie danach eine Wartefrist (Bedenkzeit) von 3 Tagen einhält
- der Abbruch innerhalb der ersten 14 Wochen post conceptionem, also 12 Wochen nach Ausbleiben der Regelblutung, vorgenommen wird.

Indikationen zum Schwangerschaftsabbruch

- Medizinische
- Embryopathische (seit Herbst 1995 entfallen)
- Kriminologische Indikation

Medizinische Indikation

❶ Eine medizinische Indikation besteht bei ernster Gefahr für die körperliche oder psychische Gesundheit der Mutter. Sie ist zu jeder Zeit der Schwangerschaft möglich (keine Frist).

Embryopathische Indikation

Die embryopathische Indikation entfällt seit Herbst 1995. Sind jedoch durch eine Behinderung des Kindes gesundheitliche und psychische Schäden der Mutter zu erwarten, tritt die medizinische Indikation in Kraft.

Kriminologische Indikation

Kommt es nach einer Vergewaltigung zur Schwangerschaft, ist ein Abbruch bis zur 14. SSW post conceptionem möglich. Die Indikation darf allerdings nur von einem Amtsarzt gestellt werden.

Methoden

Die Methode des Schwangerschaftsabbruches hängt von dem Zeitpunkt der Schwangerschaft ab.

Kürettage

Kürettage bis zur 12. SSW, danach Geburtseinleitung

Bis zur 12. SSW wird die Schwangerschaft mit einer Saugkürette oder normalen Kürette entfernt. Vor der Operation werden Prostaglandinzäpfchen in die Scheide eingelegt, die den Muttermund erweichen sollen (Muttermundsreifung: Priming). In Narkose wird der Muttermund mechanisch mit HEGAR-Stiften zur erforderlichen Weite gedehnt.

Einleitung der Geburt

Nach der 12. SSW ist eine Kürettage allein nicht mehr möglich. Mit Prostaglandinzäpfchen wird der Muttermund erweicht. Anschließend werden durch einen „Wehentropf" (Infusion, die das wehenauslösende Oxytocin enthält) Wehen ausgelöst, die zur Austreibung der Frucht führen. Nach der Ausstoßung des Kindes muss eine instrumentelle Nachräumung erfolgen. Auf eine ausreichende Schmerzmedikation ist unbedingt zu achten.

Komplikationen

Bei der Kürettage kann es zur Durchstoßung der Gebärmutterwand mit starkem Blutverlust kommen. Bei tiefen Verletzungen des Endometriums kommt es zu Vernarbungen, die zur Sterilität führen können. Bei Einrissen der Zervix durch das mechanische Aufdehnen mit den HEGAR-Stiften besteht die Gefahr einer Zervixinsuffizienz bei weiteren Schwangerschaften.

- Verletzung der Gebärmutter
- Steriliät
- Zervixinsuffizienz
- Nachblutungen
- Infektionen

Durch eine unvollständige Entfernung der Fruchtanlage kann es zu Nachblutungen, starken Schmerzen sowie in seltenen Fällen zur Entwicklung eines Chorionkarzinoms kommen. Unsauberes Arbeiten oder verbleibende Reste in der Gebärmutter können zu Infektionen mit nachfolgender Sterilität führen.

? Übungsfrage

1. Welche Indikationen zum Schwangerschaftsabbruch kennen Sie?

12 Geburt

- Normale Geburt
- Frühgeburt
- Mangelgeburt
- Spätgeburt

Eine normale Geburt ist die Entbindung eines reifen Kindes 10 Tage vor bis 10 Tage nach dem errechneten Geburtstermin (EGT). Ungefähr 70% aller Frauen entbinden in diesem Zeitraum.

Eine **Frühgeburt** ist eine Geburt nach der 28. und vor Vollendung der 37. SSW. Von der Frühgeburt ist die **Mangelgeburt** abzugrenzen. Sie wird zwar um den errechneten Geburtstermin geboren, ist aber zu klein für das Alter (Small for date baby). Eine **Spätgeburt** wird nach der 42. SSW geboren.

Verlauf der Geburt ist abhängig von:

- Anatomie des Beckens
- Lage und Größe des Kindes
- Wehentätigkeit

Drei Faktoren bestimmen im Wesentlichen den Verlauf einer Geburt: Die Anatomie des mütterlichen Beckens, die Lage und Größe des Kindes und die Wehen, die die austreibende Kraft darstellen.

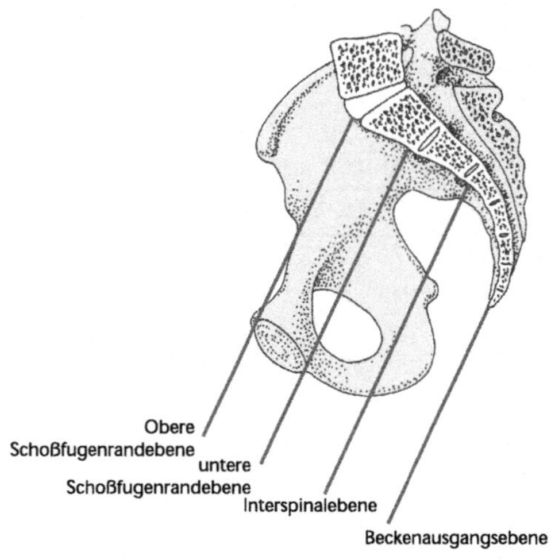

Abb. 12.1 Beckenebenen. Becken als oberer Teil des Geburtskanals [L190]

12.1 Geburtskanal

1 Das mütterliche Becken bildet den oberen, knöchernen Teil des Geburtskanals. Zervix, Scheide und Beckenboden bilden das untere (kaudale) Ende des Geburtskanals und sind extrem dehnbar.

Zervix, Scheide und Beckenboden als unterer Teil.
Das mütterliche Becken wird in vier Ebenen eingeteilt.

Beim Becken werden drei Abschnitte unterschieden:
- Querovaler Beckeneingang: kleinster Durchmesser 12 cm
- Runde Beckenhöhle: Durchmesser 13 cm
- Längsovaler Beckenausgang: kleinster Durchmesser 9,5 cm, durch Abwinkeln des Kreuzbeines nach hinten 11,5 cm.

In der Schwangerschaft lockern sich die Bänder des Beckens, damit die einzelnen Beckenknochen zueinander verschieblich sind und sich dem kindlichen Kopf anpassen können. Nach HODGE (amerikanischer Gynäkologe 1796–1873) gibt es eine geburtshilflich-funktionelle Einteilung der **Ebenen** des kleinen Beckens (☞ Abb. 12.1).

12.2 Lage und Größe des Kindes

12.2.1 Lage des Kindes

Die Lage des Kindes im Uterus wird mit den vier Begriffen Lage, Stellung, Haltung und Einstellung definiert. Die meisten Geburten erfolgen aus der vorderen Hinterhauptlage.

Lage

- Längslage als normale Lage
- Schräglage
- Querlage

❷ Die Lage bezieht sich auf die Längsachse des Kindes im Verhältnis zur Längsachse der Gebärmutter. Drei Lagen werden unterschieden:
- **Längslage:** Das Kind liegt senkrecht im Bauch. Zeigt der Kopf nach unten, handelt es sich um eine Schädellage, zeigt das Becken nach unten, um eine Beckenendlage.
- **Schräglage:** Das Kind liegt diagonal im Bauch.
- **Querlage:** Das Kind liegt waagerecht im Bauch.

Die normale Lage ist die **Schädellage.** Die Beckenendlage, die Schräglage und die Querlage sind Lageanomalien.

Beckenendlage

Vorkommen bei:
- nicht abgeschlossener Fruchtdrehung
- Platzmangel
- großer Beweglichkeit des Kindes

Ca. 5% aller Geburten sind Beckenendlagen. Sie werden nach dem vorausgehenden Teil unterschieden (☞ Abb 12.2).
Die Ursachen sind:
- Frühgeburt mit noch nicht abgeschlossener Kindsdrehung. Das Kind stellt sich meist erst in der Spätschwangerschaft mit dem Kopf nach unten ein.
- Platzmangel, so dass sich das Kind nicht drehen kann, bei zu engem Uterus, zu wenig Fruchtwasser oder zu großem Kind durch einen mütterlichen Diabetes.
- zu große Beweglichkeit des Kindes, bei zu viel Fruchtwasser oder schlaffer Gebärmutter, z.B. nach vielen Geburten.

Normale Geburt unter bestimmten Bedingungen möglich

Der kindliche Steiß kann den Geburtskanal nicht so gut vordehnen wie der Kopf. Prinzipiell ist aber unter engmaschiger Überwachung eine vaginale Entbindung möglich. Es kann jedoch zu einer Sauerstoffunterversorgung des Kindes unter der Geburt kommen, wenn der kindliche Kopf im Geburtskanal die Nabelschnur abdrückt. Die Entbindung wird dann durch Handgriffe, z.B. Manualhilfe nach BRACHT unterstützt.

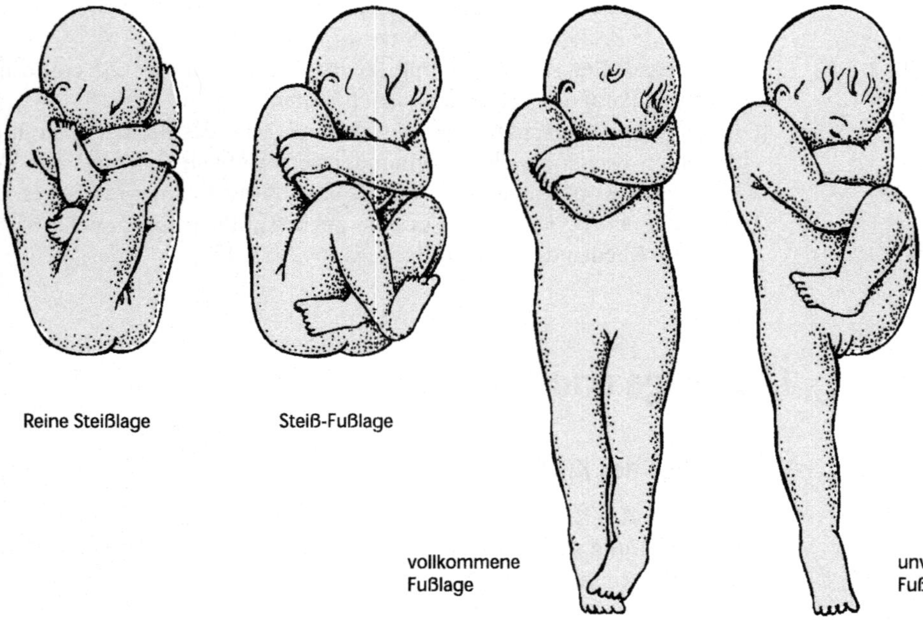

Abb. 12.2 Beckenendlagen [L 190]

Vorkommen bei:
- Anomalien der Gebärmutter
- Hydramnion
- kindlichen Fehlbildungen

Keine normale Geburt möglich

Querlagen

Ca. 0,7% aller Geburten sind Querlagen, bei der das Kind waagerecht im Uterus liegt. Ursachen können Anomalien der Gebärmutter, ein Polyhydramnion (☞ 11.3.3) oder kindliche Fehlbildungen sein.
Aus dieser Lage ist eine normale Geburt unmöglich. Kommt es trotzdem zu Eröffnungswehen, besteht die Gefahr, dass der Uterus überdehnt wird und reißt.
Manchmal gelingt ein Versuch der äußeren Wendung. Man versucht, das Kind vor der Geburt von außen in die Längslage zu drehen. Meistens muss aber ein Kaiserschnitt folgen.

Stellung

Stellung (I, II, a, b): Lage des kindlichen Rückens

❸ Die Stellung des Kindes bezieht sich auf die Lage des kindlichen Rückens (von der Mutter aus gesehen):
- Lage I: Der Rücken liegt links.
- Lage II: Der Rücken liegt rechts.
- a: Der Rücken ist vorne.
- b: Der Rücken ist hinten.

Beispiel: Lage Ia – der Rücken liegt links vorne.

Haltung

Der kindliche Kopf ist normalerweise gebeugt.

Die Haltung bezieht sich auf den kindlichen Kopf, der normalerweise gebeugt (flektiert) ist. Jede Streckung (Deflexion) ist eine Haltungsanomalie. In Abbildung 12.3 sind die Formen der Streckhaltung dargestellt.

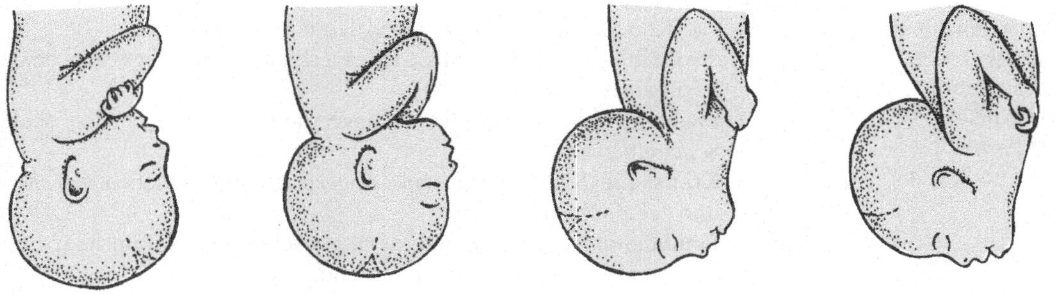

Abb. 12.3 Streckhaltungen des Kopfes [L 190]

Gesichtslage: normale Geburt nicht möglich

Durch die Streckhaltung braucht der Kopf mehr Platz. Eine Spontangeburt ist zwar häufig möglich, die Austreibungsphase ist aber meistens verlängert. Ist der Kopf so stark gestreckt, dass der Hinterkopf die Schultern berührt (Gesichtslage), ist eine Geburt unmöglich. Das Kind muss per Kaiserschnitt entbunden werden.

Einstellung

Vordere Hinterhauptlage: normale Einstellung

Die Einstellung bezeichnet den vorangehenden Kindsteil unter der Geburt: Kopf, Steiß oder Fuß. Diese können nach vorne, hinten oder zur Seite stehen. Die normale Geburt erfolgt aus der **vorderen Hinterhauptlage.** Dabei ist das Hinterhaupt mit der kleinen Fontanelle im Geburtskanal führend.

Hoher Gradstand und tiefer Querstand sind Einstellungsanomalien.

Wenn sich der vorangehende Teil des Kindes nicht passend zum mütterlichen Becken einstellt, kann es zu den zwei Einstellungsanomalien kommen: hoher Gradstand und tiefer Querstand.

Hoher Gradstand

Um in das Becken eintreten zu können, muss der kindliche Kopf quer im querovalen Beckeneingang stehen. Steht er jedoch gerade, liegt ein hoher Gradstand vor. Gelingt es nicht, durch entsprechenden Wechsel der Seitenlagerung der Schwangeren den Kopf richtig einzustellen, muss mit einem Kaiserschnitt entbunden werden.

Tiefer Querstand

Beim Durchtritt durch das Becken muss sich der kindliche Kopf drehen, um längs im längsovalen Beckenausgang zu stehen. Dreht er sich nicht, steht er quer: tiefer Querstand. Durch eine Lagerung der Schwangeren auf die Seite des Hinterhauptes des Kindes wird versucht, den Kopf zu drehen und zu beugen. Gelingt dies nicht, muss eine Saugglocken- oder Zangenentbindung erfolgen.

12.2.2 Kopf des Kindes

Der Kopf des Kindes bahnt den Geburtsweg. Er ist nicht nur der vorangehende Teil, sondern auch der Teil mit dem größten Umfang. Beim

Knochennähte des kindlichen Kopfes:
- Stirnnaht
- Pfeilnaht
- Kranznaht
- Lambdanaht

Neugeborenen sind die einzelnen Knochen des Schädels noch nicht vollständig miteinander verwachsen. Dadurch können sich die einzelnen Knochen gegeneinander verschieben und der Kopf kann sich dem Becken anpassen.

④ Vier Knochennähte (Suturae) werden unterschieden:
- **Stirnnaht** (Sutura frontalis): längsverlaufend zwischen den beiden Stirnbeinen
- **Pfeilnaht** (Sutura sagittalis): längsverlaufend zwischen den beiden Scheitelbeinen
- **Kranznaht** (Sutura coronaria): querverlaufend zwischen den Stirn- und Scheitelbeinen
- **Lambdanaht** (Sutura lamboidea): zwischen dem Hinterhaupt und den beiden Scheitelbeinen verlaufend.

Knochenlücken:
- Kleine Fontanelle
- Große Fontanelle

Es gibt zwei Knochenlücken, die sog. Fontanellen:
- die **kleine Fontanelle** am Hinterhaupt, in der Pfeilnaht und Lambdanaht zusammentreffen
- die **große Fontanelle** am Vorderhaupt, in der Stirn-, Kranz- und Pfeilnaht zusammentreffen.

Die Nähte und Knochenlücken sind unter der Geburt tastbar und erlauben Rückschlüsse auf die Lage des Kindes (☞ Abb. 12.4).

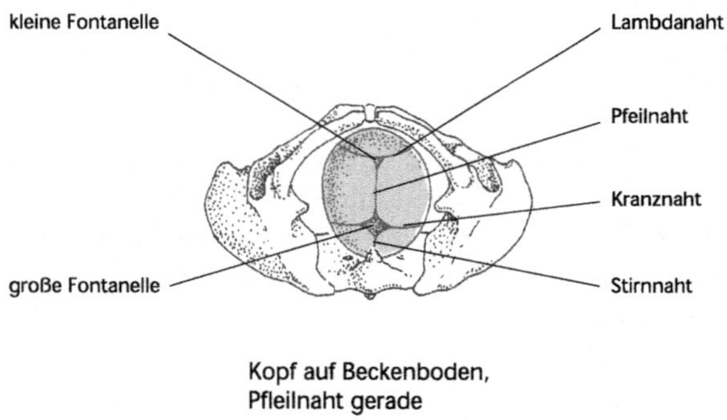

Abb. 12.4 Kindlicher Schädel [L 190]

12.2.3 Größe des Kindes

Bei Missverhältnis zwischen Kind und Geburtskanal ist ein Kaiserschnitt notwendig.

Tritt trotz guter Wehentätigkeit der Kopf des Kindes während der Geburt nicht in das Becken ein, so liegt ein Missverhältnis zwischen dem Kind und dem Geburtskanal vor. Die Ursachen können bei der Mutter (Formanomalien des Beckens, Myome) oder beim Kind (makrosomes Kind, Wasserkopf) liegen. In jedem Fall muss per Kaiserschnitt entbunden werden.

12.3 Wehen

❺ Die Wehen sind die austreibende Kraft bei der Geburt. Sie entstehen durch Kontraktion (Zusammenziehen) der Gebärmuttermuskulatur. Sie breiten sich vom Fundus der Gebärmutter (☞ 2.3.2) in Richtung Gebärmutterhals aus. Dadurch wird das Kind zum Beckenboden hin getrieben.

Wehentypen

8 Wehentypen:
- Schwangerschaftswehen
- Vorwehen
  - Senkwehen
  - Stellwehen
- Eröffnungswehen
- Austreibungswehen
- Presswehen
- Nachgeburtswehen/Nachwehen

Acht Wehentypen werden unterschieden.

Schwangerschaftswehen

Während der Schwangerschaft auftretende Wehen, die so schwach sind, dass sie kaum von der Schwangeren bemerkt werden. Sie fördern die Durchblutung der Gebärmutter.

Vorwehen

Unregelmäßig zunehmende Wehentätigkeit (ca. 1–2 Wehen alle 10 Minuten) in den Wochen vor der Geburt. Man unterscheidet **Senkwehen** und **Stellwehen.**

Senkwehen

3–4 Wochen vor der Geburt beginnen die Senkwehen. Sie sind schmerzhaft zu spüren und werden manchmal von der Schwangeren mit Eröffnungswehen verwechselt. Sie bewirken eine Dehnung des unteren Teils des Uterus. Dadurch kann der vorangehende Teil tiefer ins Becken eintreten.

Stellwehen

Vorwehen, die den vorangehenden Teil zur Einstellung (☞ 12.2.2) bringen.

Eröffnungswehen

Die Eröffnungswehen, die alle 3–6 Minuten auftreten, leiten die Geburt ein. Sie sind schmerzhaft, regelmäßig und eröffnen den Muttermund.

Austreibungswehen

Ist der Muttermund vollständig eröffnet, setzen ca. alle 2,5 Minuten die schmerzhaften Austreibungswehen ein und treiben das Kind durch das Becken zum Beckenboden.

Presswehen

Hat das Kind den Beckenboden erreicht, setzen die sehr schmerzhaften Presswehen alle 1–2 Minuten ein, die mit der Bauchpresse zusammen wirken.

Nachgeburtswehen und Nachwehen

Die Nachgeburtswehen nach der Geburt des Kindes sind nötig für die Blutstillung und die Geburt der Plazenta. Die Nachwehen im Wochenbett dienen der Uterusrückbildung. Erstgebärende empfinden sie als kaum schmerzhaft. Mehrgebärende empfinden sie mit der Anzahl der Geburten zunehmend schmerzhafter.

Störungen der Wehentätigkeit

Störungen der Wehentätigkeit beeinträchtigen den normalen Verlauf der Entbindung. Sie können von vorneherein bestehen oder erst im Laufe der Entbindung auftreten.

Wehenschwäche

Wehenschwäche: Wehen zu selten, zu kurz und zu schwach → Wehenstimulation

Bei der Wehenschwäche (hypotone Wehenstörung) sind die Wehen zu selten, zu kurz und zu schwach. Ursachen können eine Überdehnung oder Unterentwicklung der Uterusmuskulatur oder ganz einfach eine Ermüdung der Muskulatur im Laufe der Entbindung sein. Die Therapie besteht in der Wehenstimulation mit Wehenmitteln, z. B. Oxytocin (Orasthin®).

Wehensturm

Wehensturm: Wehen zu oft und zu stark → Wehenhemmung

Beim Wehensturm (hypertone Wehentätigkeit) sind die Wehen zu oft und zu stark. Es besteht die Gefahr der Uterusruptur! Ursachen können eine Überdosierung von Wehenmitteln, ein Missverhältnis zwischen der Größe des Kindes und dem Geburtskanal oder eine geburtsunmögliche Lage sein. Die Therapie besteht in der Wehenhemmung mit Beta-Sympathomimetika, z. B. Partusisten®.

Unkoordinierte Wehentätigkeit

Unkoordinierte Wehentätigkeit: ungezielt, Muttermund öffnet sich nicht → Wehenhemmung und Wehenstimulation

Bei der unkoordinierten Wehentätigkeit arbeiten die Muskeln der Gebärmutter nicht synchron. Dadurch sind die Wehen ungezielt und führen nicht zur Muttermunderöffnung. Zur Therapie werden die Wehen mit Wehenmitteln (z.B. Orasthin®) und Wehenhemmern (z.B. Partusisten®) gesteuert.

? Übungsfragen

1. Beschreiben Sie bitte den Geburtskanal, welche Abschnitte und welche Ebenen werden unterschieden?
2. Welche Lagetypen und Lageanomalien des Kindes kennen Sie?
3. Was bedeuten Stellung, Haltung und Einstellung des Kindes?
4. Welche Nähte kennen Sie am kindlichen Kopf?
5. Welche verschiedenen Wehentypen kennen Sie?

12.4 Geburtsverlauf

Überwachung während der Geburtsphasen:
- Blutdruck, Puls
- Muttermundweite
- Wehenstärke
- CTG

❶ Drei Phasen der Geburt werden unterschieden: Eröffnungsphase, Austreibungsphase und Nachgeburtsperiode.
Während aller Phasen der Geburt werden Mutter und Kind ständig überwacht. Bei der Mutter werden regelmäßig Blutdruck und Puls gemessen, die Muttermundweite bestimmt und die Wehenstärke beurteilt. In der Eröffnungsphase wird intermittierend alle 1–2 Stunden das CTG (☞ 10.5.5) geschrieben. Ab der Austreibungsphase ist eine kontinuierliche Überwachung notwendig. Bei Risikoschwangerschaften ist die kontinuierliche Überwachung mit dem Beginn einer regelmäßigen Wehentätigkeit notwendig.

12.4.1 Eröffnungsphase

- Muttermunderöffnung während der Eröffnungsphase
- Zeichnen als Hinweis darauf
- Fruchtblase platzt

Unter dem Einfluss der Eröffnungswehen öffnet sich der Muttermund. Durch Gefäßeinrisse im Zervixbereich kann es zu einer leichten vaginalen Blutung kommen, dem sog. **Zeichnen.** Außerdem geht der Schleimpfropf ab, der den Zervikalkanal während der Schwangerschaft abdichtet. Bei ⅔ aller Geburten springt die Fruchtblase am Ende der Eröffnungsperiode. Die Eröffnungsphase endet mit dem vollständig eröffneten Muttermund (10 cm). Sie dauert bei Erstgebärenden 7–10 Stunden, bei Mehrgebärenden ca. 4 Stunden.

12.4.2 Austreibungsperiode

Vollständige Muttermunderöffnung bis zur Geburt des Kindes

Die Austreibungsperiode umfasst den Zeitraum von der vollständigen Muttermunderöffnung bis zur Geburt des Kindes.
Sie dauert bei Erstgebärenden ca. 1 Stunde, bei Mehrgebärenden 20–30 Minuten. In dieser Zeit tritt das Kind durch das Becken (☞ Abb. 12.5).
Im **Beckeneingang** stellt sich der kindliche Kopf queroval ein. Die Fontanellen sind auf gleicher Höhe. Dann beugt sich der Kopf, bis das Kinn die Brust berührt, und das Kind tritt tiefer in die **Beckenmitte.** Dabei dreht sich der Rücken nach vorne. Im **Beckenausgang** steht der Kopf dann längsoval. Die Pfeilnaht ist gerade und die kleine Fontanelle führt. Das Gesicht zeigt in Richtung Steißbein der Mutter. Jetzt kommt es zum Austritt des Kindes: Der Hinterkopf führt eine bogenförmige Bewegung über die Symphyse durch. Wenn der Kopf geboren ist, dreht sich das Kind um 90°. Dadurch stehen die Schultern längsoval im Beckenausgang und können nacheinander austreten. Die vordere Schulter wird vor der hinteren geboren. Danach folgt der ganze Körper, der schmaler ist und somit problemlos austreten kann.

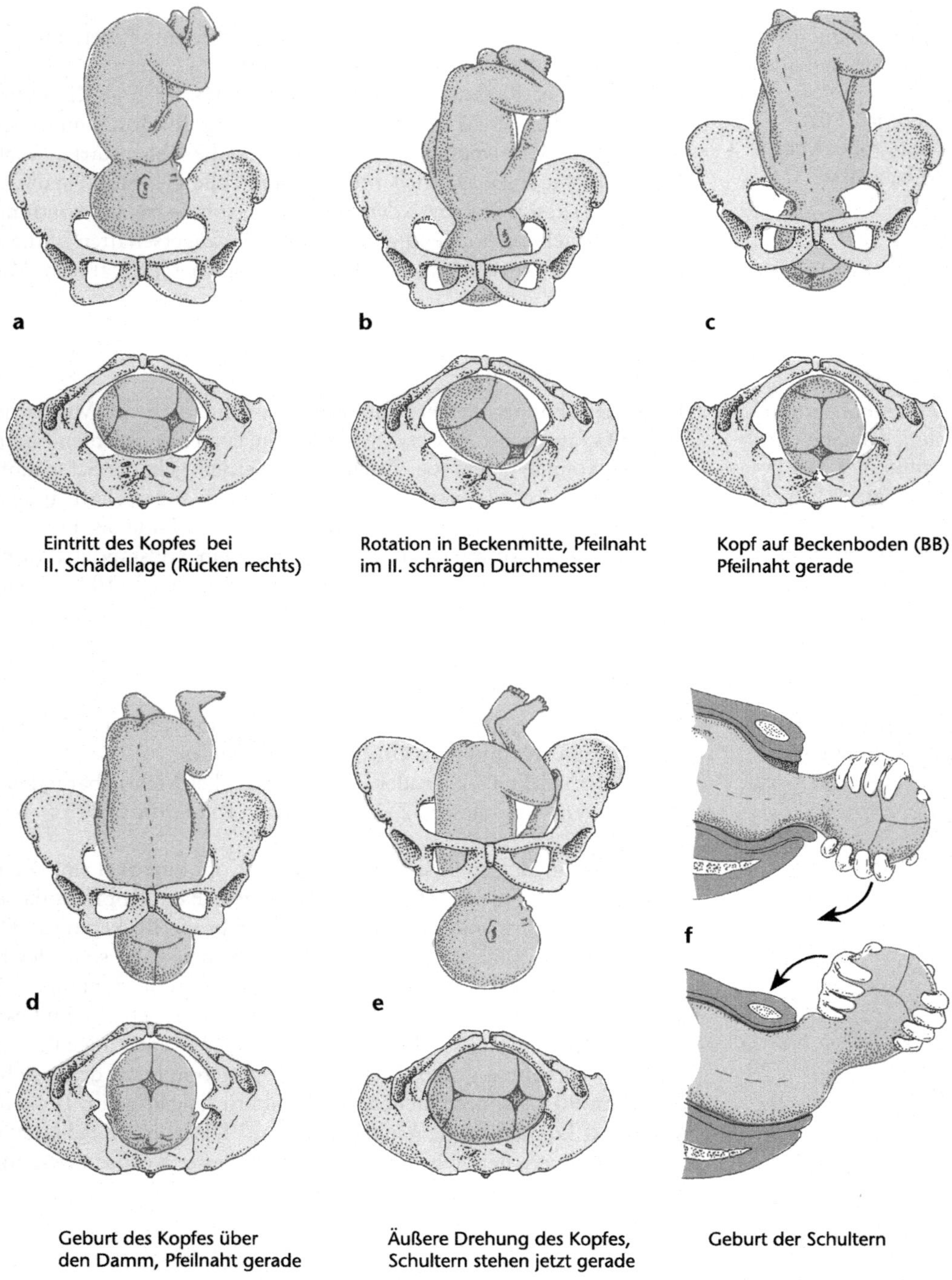

Abb. 12.5 Normaler Geburtsverlauf [L 190]

Kontrolliertes Mitpressen unter Anleitung der Hebamme.

Bei der Geburt folgt der kindliche Kopf der Anatomie des Beckens.

Der Dammschutz verzögert die Austrittsgeschwindigkeit des Kindes.

Wenn der Kopf am Beckenboden angelangt ist, beginnt der Pressdrang mit den Presswehen (ca. alle 2 Minuten). Ein kontrolliertes Mitpressen unter Anleitung der Hebamme sowie eine optimale Lagerung sind dabei sehr wichtig. Ein Hohlkreuz der werdenden Mutter z.B. bremst das Tiefertreten des Kopfes. Im Bereich des Dammes kommt es zur massiven Gewebespannung. Damit es nicht zu Verletzungen kommt, schützt die Hebamme den Damm, indem sie mit der Hand die Austrittsgeschwindigkeit verzögert (☞ Abb. 12.6).

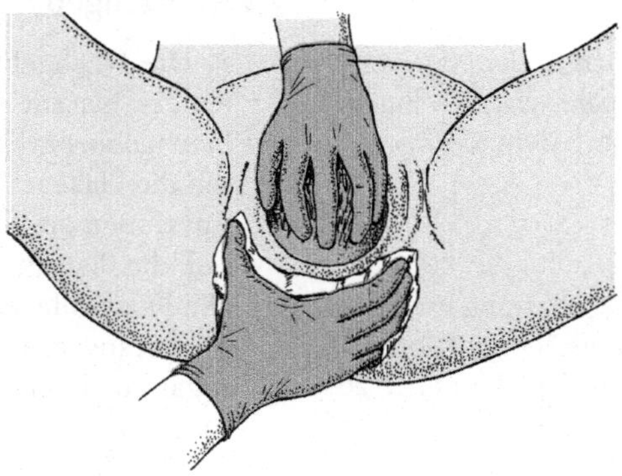

Abb. 12.6 Dammschutz [L 190]

Episiotomie

Episiotomie
- Median
- Mediolateral
- Lateral

Bei Gefahr einer unkontrollierten Gewebezerreißung wird eine **Episiotomie** (Dammschnitt) durchgeführt. Ein kontrollierter Dammschnitt heilt besser als ein unkontrollierter Riss. Die Episiotomie wird direkt nach der Geburt der Plazenta genäht.

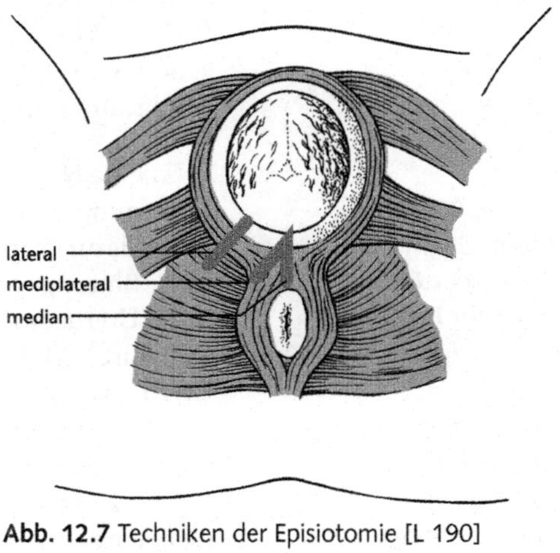

Abb. 12.7 Techniken der Episiotomie [L 190]

Es werden folgende Schnittführungen der Episiotomie unterschieden:

- Mediane Episiotomie (in der Mittellinie des Dammes): kleiner Schnitt, wenig Muskeln werden verletzt, gute Heilungstendenz. Jedoch besteht die Gefahr des Dammrisses III. Grades (☞ 12.4.6).
- Mediolaterale Episiotomie (rechts oder links neben der Mittellinie): Diese Schnittführung wird gewählt, wenn ein größerer Raumgewinn nötig ist, z.B. bei einer Zangenentbindung. Der Blutverlust ist größer, der Schnitt schmerzhafter und heilt schlechter.
- Laterale Episiotomie: Diese Schnittführung wird nicht mehr angewendet.

12.4.3 Nachgeburtsperiode

Geburt der Plazenta spätestens 30 Minuten nach dem Kind

Die Plazenta muss vollständig geboren sein, um Blutungen zu vermeiden.

❷ Die Nachgeburtsperiode umfasst den Zeitraum vom Abnabeln des Kindes bis zur Geburt der Plazenta und dauert ca. 30 Minuten. Die Nachgeburtswehen, die kurz nach der Geburt des Kindes einsetzen, lösen die Plazenta von der Gebärmutterwand und wirken durch die Kontraktionen des Uterus (die Gefäße werden abgedrückt) blutstillend. Hat sich die Plazenta gelöst, wird sie komplett mit den Eihäuten geboren.
Die Kontrolle auf Vollständigkeit der Plazenta ist sehr wichtig, da Plazentareste im Uterus zu Blutungen, Infektionen und in seltenen Fällen sogar zu einem Chorionkarzinom führen können.

Störungen in der Nachgeburtsperiode

In der Nachgeburtsperiode kann es zu Störungen der Plazentalösung oder verstärkten Nachblutungen kommen.

Plazentalösungsstörungen

Manuelle Plazentalösung oder instrumentelle Nachräumung

Wird die Plazenta nicht nach maximal 30 Minuten geboren, besteht eine Plazentalösungsstörung. Die Plazenta muss dann manuell gelöst werden.
In Kurznarkose wird mit der Hand in den Uterus eingegangen und die Plazenta vorsichtig mit der Handkante vom Uterus gelöst. Bei V.a. Plazentareste erfolgt die Ausschabung des gesamten Uterus (instrumentelle Nachräumung) mit der stumpfen Kürette.

Verstärkte Nachblutung

Massive Blutungen aufgrund von Uterusatonie oder Gerinnungsstörungen

- Schockbekämpfung
- Transfusionen
- Wehenmittel
- Prostaglandine

Gerinnungsstörungen oder eine Uterusatonie (Schlaffheit der Uterusmuskulatur) verursachen verstärkte Nachblutungen. Es kommt zu massiven Blutungen > 500 ml, mit Gefahr eines Blutungsschocks.
Eine Uterusatonie kann nach einer Überdehnung der Uteruswand z.B. durch Mehrlinge, lange Geburtsverläufe oder zu schnell entleerten Uterus (vaginal operative Entbindungen) auftreten.
Die Therapie besteht aus Schockbekämpfung, Bluttransfusionen, Gabe von Wehenmitteln und Prostaglandinpräparaten, um die Gefäße zu verengen. Zusätzlich wird der Uterus mit den Händen von außen zusammengedrückt. Bei anhaltender Blutung wird der Uterus austamponiert. Kann die Blutung nicht gestillt werden, muss die Gebärmutter entfernt werden.

12.4.4 Schmerztherapie während der Geburt

❸ Die starken Geburtsschmerzen erfordern oftmals eine medikamentöse oder narkotische Schmerztherapie.

Möglichkeiten der Schmerztherapie während der Geburt:

Medikamente:
- Spasmolytika
- Opiate

Medikamente

Zur Bekämpfung von Muskelkrämpfen (Spasmen) im Beckenboden während der Eröffnungsperiode können problemlos Spasmolytika, z.B. Buscopan®, gegeben werden. Bei sehr starken Schmerzen werden Opiate, z.B. Dolantin®, gegeben. Da Opiate plazentagängig sind, kann es beim Feten zu Atemstörungen kommen, die mit einem Gegenmittel (Opiatantagonist Naloxon: Narcanti®) nach der Geburt gut behandelt werden können. Oftmals wird auch die Mutter schläfrig und kann nicht mehr mitarbeiten. Opiate können daher nur bis zu einer bestimmten Maximaldosis (gewichtsabhängig) gegeben werden.

Regionalanästhesie:
- Periduralanästhesie
- Pudendusblockade

Regionalanästhesie

Bei der **Periduralanästhesie** (PDA) wird in den Periduralraum (Raum zwischen Dura mater spinalis und Lig. flavum) ein Lokalanästhetikum über einen liegenden Katheter injiziert. Dadurch werden die im Spinalkanal gelegenen Leitungsbahnen für den Geburtsschmerz betäubt. Die PDA wird erst ab einer Muttermundweite von 3 cm gelegt. Indikationen sind z.B. starke Schmerzen, eine verminderte Schmerzbelastbarkeit der Mutter, verlängerte Geburtsverläufe und Risikoschwangerschaften.
Bei der **Pudendusblockade,** die zu Beginn der Pressperiode eingesetzt wird, wird der Nervus pudendus („Schamnerv"), der motorisch und sensibel die Vagina und den Beckenboden versorgt, ausgeschaltet. Dazu wird ein Lokalanästhetikum in das umgebende Gewebe des Nerven injiziert. Der Dehnungsschmerz wird ausgeschaltet und die Muskeln werden entspannt. Der Pressdrang bleibt aber erhalten. Indikationen sind vaginal operative Entbindungen, Frühgeburten und ein sehr verspannter Beckenboden.

12.4.5 Operative Entbindung

Vaginal operative Entbindung:
- Forceps
- Vakuum

Voraussetzungen:
- Vollständig geöffneter Muttermund
- Gesprungene Fruchtblase
- Schädellage
- Kopf auf dem Beckenboden

❹ Bei den operativen Entbindungen wird der Kaiserschnitt von den vaginal operativen Entbindungen unterschieden.
Bei den **vaginal** operativen Entbindungen wird lediglich die Endphase einer normalen Geburt mit Hilfe einer Zange oder Saugglocke unterstützt.
Voraussetzung für operative Entbindungen ist ein vollständig geöffneter Muttermund, eine gesprungene Fruchtblase und dass das Kind in Schädellage bereits auf dem Beckenboden liegt. Sie sind bei einem Geburtsstillstand mit der Gefahr des kindlichen Atemstillstandes (Asphyxie, ☞ 12.5.7) und bei mütterlicher Erschöpfung nötig.

Zangenentbindung

Bei der Zangenentbindung (Forceps-Entbindung) wird um den kindlichen Kopf eine Zange gelegt. Durch wehensynchronen Zug an der Zange wird die Geburt des Kopfes unterstützt. Der restliche Körper folgt wie bei der spontanen Entbindung. Durch den Druck und Zug mit der Zange kann es zu Nervenverletzungen, Schädelbrüchen und Blutungen im Schädel kommen.

Saugglockenentbindung

Auf den kindlichen Kopf wird eine Saugglocke gesetzt, die sich durch Aufbauen eines Vakuums (Unterdrucks) am kindlichen Kopf festsaugt. Danach wird der kindliche Kopf wehensynchron ausgeleitet. Der restliche Körper folgt wie bei der Spontangeburt. Der Vakuumsog verursacht manchmal ein Hämatom der Schädelhaut, sog. Kephalhämatom (☞ 12.5.6). Auch kann es sehr selten zu Schädelbrüchen und Blutungen im Schädel kommen.

Kaiserschnitt

Sectio caesarea in Vollnarkose oder Periduralanästhesie möglich

Beim Kaiserschnitt (Schnittentbindung, Sectio caesarea) wird durch einen Bauchschnitt der Uterus operativ eröffnet und das Kind unter Umgehung des normalen Geburtskanals geboren. Der Kaiserschnitt wird in Vollnarkose oder Periduralanästhesie durchgeführt.
Die Indikationen sind:

- Lageanomalien, z.B. ein hoher Gradstand
- Missverhältnis zwischen kindlichem Kopf und Becken der Mutter, z.B. ein verengtes Becken
- Placenta praevia (☞ 11.3.2)
- drohende Eklampsie, Eklampsie (☞ 11.5)
- kindliche Notfallsituationen, z.B. Herztonabfall.

12.4.6 Mütterliche Geburtsverletzungen

Durch die hohe Druck- und Dehnbelastung unter der Geburt kann es zu Gewebezerreißungen des Geburtskanals kommen.

Dammriss

Dammriss: Vier Grade

⑤ Beim Dammriss reißt der Damm. Nach dem Ausmaß der Verletzung werden 4 Grade unterschieden:

- Dammriss Grad I — Einriss der Dammhaut
- Dammriss Grad II — Riss der Dammmuskulatur bis zum M. sphinkter ani externus
- Dammriss Grad III — Riss des M. sphinkter ani externus
- Dammriss Grad IV — Dammriss Grad III und zusätzlich Riss der Rektumwand.

Prophylaxe:
- Dammschutz
- Episiotomie

Der Dammschutz (☞ 12.4.2) hilft, Dammrisse zu vermeiden. Bei zu starkem Druck wird eine Episiotomie (☞ 12.4.2) durchgeführt. Ist es zum Dammriss gekommen, müssen die einzelnen Schichten sorgfältig wieder genäht werden.
Häufige Folgen eines Dammrisses Grad III und IV sind Harn- und Stuhlinkontinenz sowie Senkung der Beckenorgane.

Zervixriss

Ist der Gebärmutterhals eingerissen, kann es zu starken Blutungen in der Nachgeburtsperiode kommen, außerdem besteht die Gefahr der Zervixinsuffizienz (☞ 11.9) bei weiteren Schwangerschaften. Zur Prophylaxe des Zervixrisses darf erst bei sicher vollständiger Öffnung des Muttermundes mitgepresst werden. Die Therapie besteht in der operativen Versorgung, für die manchmal sogar eine Vollnarkose notwendig ist.

Uterusruptur

Gefahr: Schock, innere Blutung

Anzeichen:
- Wehensturm
- Akute Schmerzen
- Unruhe

❻ Die Uterusruptur ist die **gefährlichste geburtshilfliche Komplikation.** Sie kann bei einer Überdehnung der Uteruswand oder bei Wandschädigungen des Uterus nach vorausgegangenen Operationen auftreten.
Die Anzeichen einer drohenden Ruptur sind ein Wehensturm, akute Schmerzen im Unterbauch und Unruhe der Schwangeren. Ist es zur Ruptur gekommen, brechen die Wehen ab, und es kommt zu Schocksymptomen durch massive innere Blutung. Die Therapie besteht in einer rechtzeitigen Wehenhemmung und Kaiserschnitt.

? **Übungsfragen**

❶ Beschreiben Sie bitte den Geburtsverlauf in seinen verschiedenen Phasen.

❷ Was ist die Nachgeburtsperiode, und welche Störungen der Nachgeburtsperiode kennen Sie?

❸ Welche Möglichkeiten der Schmerztherapie unter der Geburt gibt es, und wann werden sie benutzt?

❹ Welche operativen Entbindungsformen kennen Sie, und wie werden sie durchgeführt?

❺ Welche Grade des Dammrisses kennen Sie, und welche Probleme können entstehen?

❻ Was ist die gefährlichste geburtshilfliche Komplikation?

12.5 Das Neugeborene

12.5.1 Anpassung an die Umwelt

❶ Nach der Geburt muss sich der kindliche Organismus an die neuen Lebensumstände anpassen.

Atmung

- Öffnung der Alveolen mit dem ersten Schrei
- Atemfreqenz: 35–40/Minute

Das Atemzentrum wird durch den Sauerstoffabfall und CO_2-Anstieg im Blut angeregt. Bei ausreichender Lungenreife öffnen sich die Alveolen bereits mit dem ersten Schrei des Kindes, und die Lungenatmung setzt ein. Die Atemfrequenz des Neugeborenen beträgt 35–40/Minute.

Herz-Kreislauf-System

- Trennung von Körper- und Lungenkreislauf
- Foramen ovale zwischen linkem und rechtem Vorhof
- Ductus botalli zwischen Pulmonalarterie und Aorta

Durch die Lungendurchblutung steigt der Druck im linken Vorhof an. Dadurch schließt sich das Foramen ovale. Auch der Ductus botalli, der die Pulmonalarterie und die Aorta verbindet, wird verschlossen. Lungen- und Körperkreislauf sind damit vollständig voneinander getrennt.

Hämoglobin

Anstieg des Bilirubins wegen:
- vermehrten Anfallens von Bilirubin
- verkürzter Lebenszeit der Erythrozyten
- Unreife der Leber

Das fetale Hämoglobin (HbF), welches eine bessere Sauerstoffbindung besitzt, wird bis zum 5. Lebensmonat durch das „normale" Hämoglobin A ersetzt. Die Lebenszeit der fetalen Erythrozyten ist verkürzt. Demnach fällt eine vermehrte Bilirubinmenge an, die wegen der Unreife der Leber jedoch nicht in wasserlösliches Billirubin umgewandelt und dadurch nicht ausgeschieden werden kann: Es kommt zum Neugeborenenikterus (☞ 12.5.7).

Wärmehaushalt

Neugeborene sind sehr anfällig gegen Wärmeverlust.

Neugeborene haben eine im Verhältnis zur Körpermasse große Hautoberfläche und wenig Unterhautfettgewebe. Dadurch sind sie anfällig gegenüber Wärmeverlust und kühlen schnell aus.

Hormonhaushalt

Postpartaler Hormonabfall führt zu:
- Hexenmilch
- vaginalen Blutungen

Durch den relativ hohen Östrogenspiegel von der Mutter können Labien oder Hoden und Brüste des Neugeborenen geschwollen sein. Nach der Geburt kommt es zum plötzlichen Abfall der Hormone im Blut. Milchaustritt aus der Brustdrüse (Hexenmilch), vaginale Blutungen und Neugeborenenakne kommen vor.

Magen-Darm-Trakt

Mekonium nach 12–24 Stunden

Mit der ersten Darmentleerung, die innerhalb von 12–24 Stunden nach der Geburt erfolgen sollte, nimmt der Magen-Darm-Trakt seine extrauterine Funktion auf. Der erste Stuhlgang besteht aus Schleim, Lanugohaaren und Zellen. Aufgrund seiner zähen Beschaffenheit und schwarzen Farbe wird er Kindspech oder **Mekonium** genannt.
Bei sehr eingedicktem, klebrigen Mekonium kann es zum Mekoniumileus kommen. Eine Spülung des Magen-Darm-Traktes beseitigt meist das Hindernis.

12.5.2 Erstversorgung des Neugeborenen

- Absaugen
- Abnabeln
- Nabel-pH-Wert bestimmen
- Vitamin-K-Prophylaxe
- Anlegen an die Brust

Der erste Schrei! Er ist deshalb so wichtig, damit sich die Lungen des Neugeborenen entfalten. Unterstützend wird immer der Nasen-Rachenraum abgesaugt. Das Kind wird abgetrocknet und der Mutter auf den Bauch gelegt. Dabei ist es vor Wärmeverlust zu schützen. Nacheinander wird es abgenabelt, erhält ein Armbändchen mit seinem Namen, wird gebadet, gemessen und gewogen.
Direkt nach dem Abnabeln werden vom Blut einer Nabelschnurarterie der pH-Wert und die Blutgase des Neugeborenen bestimmt. Da die Leber des Neugeborenen unreif ist und es noch keine Darmbakterien besitzt, die Vitamin K bilden, erhält es zur Prophylaxe von Gerinnungsstörungen Vitamin-K-Tropfen. Schon in der ersten Stunde nach der Geburt sollte das Neugeborene an die Brust angelegt werden, wenn die Mutter stillen möchte. Eine Vollnarkose, z.B. nach Kaiserschnitt, stellt keine Kontraindikation zum frühen Stillen dar.
Die früher routinemäßig durchgeführte CREDÉ-Prophylaxe mit Silbernitrat-Augentropfen wird wegen der Seltenheit der Gonorrhoe nicht mehr routinemäßig durchgeführt.

APGAR-Index

❷ 1, 5 und 10 Minuten nach der Geburt wird das Neugeborene nach fünf Gesichtspunkten beurteilt: **A**tmung, **P**uls, **G**rundtonus (Muskulatur), **A**ussehen (Hautfarbe), **R**eflexe (☞ Tab. 12.1).

Tab. 12.1 APGAR-Schema

Punkte	0	1	2	Summe	Bewertung
Atmung	keine	langsam, unregelmäßig	kräftiges Schreien	9–10	optimal, lebensfrisch
Puls	nicht tastbar	< 100/ Minute	> 100/ Minute	7–8	normal, lebensfrisch
Grundtonus	keine Spontanbewegung	wenig Bewegung der Extremitäten	aktive Bewegungen	5–6	leichte Depression
Aussehen	blass, blau	Stamm rosig, Exremitäten blau	rosig	3–4	mittlere Depression
Reflex auf Absaugen	keine Reaktion	Grimassieren	kräftiger Schrei, Husten, Niesen	0–2	schwere Depression

12.5.3 Erstuntersuchung

Erstuntersuchung max. 24 Stunden post partum:
- Erkrankungen erkennen
- Reifezeichen bestimmen

Die erste Untersuchung der zehn gesetzlichen Untersuchungen der Kinder sollte 4–12 Stunden, maximal 24 Stunden nach der Geburt erfolgen. Sie dient dazu, Erkrankungen frühestmöglich zu erkennen und die Reife des Neugeborenen zu bestimmen. Daher ist sie sehr ausführlich:
- Herz abhören: Herztöne rein und rhythmisch?
- Lunge abhören: Atemgeräusche symmetrisch?
- Haut beurteilen: Farbe, Beschaffenheit, Verletzungen?
- Hals: Größe der Schilddrüse, Schlüsselbeinfrakturen?
- Kopf: Fontanellen gespannt, Kopf symmetrisch, Geburtsgeschwulst?
- Mund: Lippen-Kiefer-Gaumenspalten?
- Abdomen: Leber-, Milzgröße, Tumoren tastbar, Hernien (Brüche)?
- Skelettsystem: Fehlstellungen?
- Genitalorgane: Fehlbildungen?
- Neurologische Untersuchung: Lähmungen? Reflexe normal?
- Magen-Darm-Trakt: Sondierung des Magens zum Ausschluss von Verschlüssen, Analregion geöffnet?

Die Untersuchungsergebnisse werden in einem **Kinder-Untersuchungsheft** dokumentiert.

Reifezeichen

Bestimmte Zeichen sprechen für die Reife des Kindes, z.B:
- Käseschmiere
- Lanugobehaarung
- Fingernägel, Zehennägel
- Ohrmuscheln
- Fußsohlenfalten
- Genitalien

❸ Ein Kind, das termingerecht geboren wird, ist auf das postnatale (nach der Geburt) Leben eingestellt. Anhand der Reifezeichen lässt sich erkennen, ob das Kind dem Gestationsalter (Schwangerschaftsdauer) entsprechend entwickelt ist:
- Größe: 48–54 cm
- Gewicht: 2800–4100 g
- Haut ist rosig mit Resten der **Käseschmiere** (Vernix): Belag auf der Haut des Neugeborenen aus Talg, Epithelzellen, Lanugohaaren und Cholesterin
- Lanugohaare (*lanugo*: Wolle, Flaum): Haarkleid des Feten, in der zweiten Schwangerschaftshälfte nur noch am Rücken und im Schulterbereich
- Fingernägel überragen die Kuppen
- Zehennägel schließen mit den Kuppen ab
- Ohrmuschelknorpel haben volle Form
- Fußsohlenfalten bedecken die ganze Sohle
- Genitalien: Die großen Schamlippen überdecken die kleinen. Die Hoden befinden sich im Hodensack.

12.5.4 Früh-, Mangel-, Spätgeburt

Frühgeburt

Vor Vollendung der 37. SSW:
- Großer Kopf
- Dünne Haut
- Unreife Genitalien

❹ Eine Frühgeburt ist eine Geburt vor Vollendung der 37. SSW. Aufgrund der zu kurzen Schwangerschaftszeit sind die Neugeborenen unreif und weisen typische Merkmale auf:
- Großer Kopf mit wenig Haaren und schlaffen Ohrmuscheln
- Dünne Haut mit wenig Unterhautfettgewebe
- Genitalien: Die Hoden sind noch nicht im Hodensack, bzw. die kleinen Schamlippen werden noch nicht von den großen bedeckt.

Neigung zu Komplikationen

Frühgeborene neigen zu Atemstörungen, Hirnblutungen, Trinkstörungen, Infektionen, Temperaturregulationsstörungen und verstärktem Neugeborenenikterus.

Mangelgeburt

Small-for-date-baby mit Zeichen der Überreife:
- Wenig Fettpolster
- Trockene Haut und Waschfrauenhände
- Keine Lanugobehaarung
- Keine Käseschmiere

Eine Mangelgeburt wird zeitgerecht geboren, ist aber zu klein für das Alter: **Small-for-date-baby.** Die funktionelle Reife ist größer als bei den Frühgeborenen. Es bestehen sogar die Zeichen des Überreifesyndromes (CLIFFORD-Syndrom beim Kind): Fehlende Käseschmiere und trockene, faltige Haut mit Waschfrauenhänden. Mangelgeborene neigen zu Hypoglykämien, Verdauungsstörungen und Infektionen. Die Ursache ist meistens eine intrauterine Mangelversorgung aufgrund einer Plazentainsuffizienz.

Spätgeburt

Geburt nach der 42. SSW: überreif

Kommt ein Kind nach der 42. SSW zur Welt, ist es eine Spätgeburt. Das Kind ist überreif und weist folgende Merkmale auf:

- große Kinder mit wenig Fettpolster
- trockene und schlaffe Haut mit Waschfrauenhänden
- keine Lanugobehaarung
- keine Käseschmiere.

Komplikationen:
- Hypoglykämien
- Lungenblutungen

Die Kinder neigen zu Hypoglykämien und Lungenblutungen. Teils ging intrauterin schon das Mekonium ab. Dadurch kann es zur Mekoniumaspiration kommen, die zu Atemstörungen des Neugeborenen führt.

12.5.5 Angeborene Fehlbildungen

❺ Bei einigen angeborenen Fehlbildungen hängt die Prognose wesentlich von einer frühestmöglichen Behandlung ab. Zu ihnen gehören die Verschlüsse (Atresien) von Speiseröhre und Darm. Bei der Erstuntersuchung (☞ 12.5.1) wird gezielt nach ihnen gesucht.

Ösophagusatresie (Speiseröhrenverschluss)

Aspirationsgefahr bei der Ösophagusatresie

Das Lumen der Speiseröhre ist nicht oder nur teilweise angelegt. Dadurch ist keine Magensondierung möglich. Kennzeichen ist der Speichelfluss aus dem Mund, weil er nicht geschluckt werden kann. Zu 85% besteht auch eine Verbindung mit dem Bronchialsystem: Ösophagotracheale Fistel. Beim ersten Trinkversuch besteht die Gefahr, dass die Flüssigkeit in die Lunge gelangt (Aspiration). Die operative Therapie sollte so schnell wie möglich erfolgen.

Choanalatresie

Kind wird blau beim Stillen.

Die hintere Öffnung der Nase zum Rachenraum (Choanen), ist verschlossen. Beim ersten Stillen wird das Kind blau, da es durch die Nase keine Luft bekommt. Das Kind muss schnellstmöglich in einer Spezialklinik operiert werden.

Analatresie

- Kein Stuhlgang
- Kind erbricht

Das Lumen des Anus ist nicht angelegt und der Enddarm damit verschlossen. Das Kind hat, wenn keine Fistelgänge vorhanden sind, keinen Stuhlgang und erbricht. Die operative Korrektur sollte so schnell wie möglich erfolgen.

Lippen-Kiefer-Gaumenspalte

Missbildung in der 3.–8. Embryonalwoche

Die Lippen-Kiefer-Gaumenspalte ist eine Hemmungsmissbildung, die in der 3.–8. Embryonalwoche entsteht. Das Ausmaß kann sehr unterschiedlich sein. Die Spalte kann in der Mitte oder seitlich ein- oder zweiseitig auftreten. Die einfache Lippenspalte „Hasenscharte“ beispielsweise betrifft nur die Oberlippe.

12.5.6 Geburtsverletzungen des Neugeborenen

- Nervenlähmungen
- Hämatome
- Frakturen

⑥ Durch einen zu engen Geburtskanal bei sehr großen Kindern oder durch den Einsatz von der Geburtszange kann es während der Geburt zu körperlichen Verletzungen des Neugeborenen in Form von Nervenlähmungen, Hämatomen oder Frakturen kommen.

Geburtsgeschwulst und Kephalhämatom

Durch die mechanische Verformung des Kopfes beim Durchtritt durch das Becken kann es zum Kephalhämatom (Kopfbluterguss) oder zur Geburtsgeschwulst (Caput succedaneum) kommen (☞ Abb. 12.8). Das Kephalhämatom ist ein Bluterguss unter der Knochenhaut der Schädelknochen und wird durch die Schädelnähte begrenzt. Die Geburtsgeschwulst ist ein Ödem im Subkutangewebe der Kopfhaut und übergreift die Schädelnähte. Eine Therapie ist nicht nötig, da die Erscheinungen sich von alleine zurückbilden.

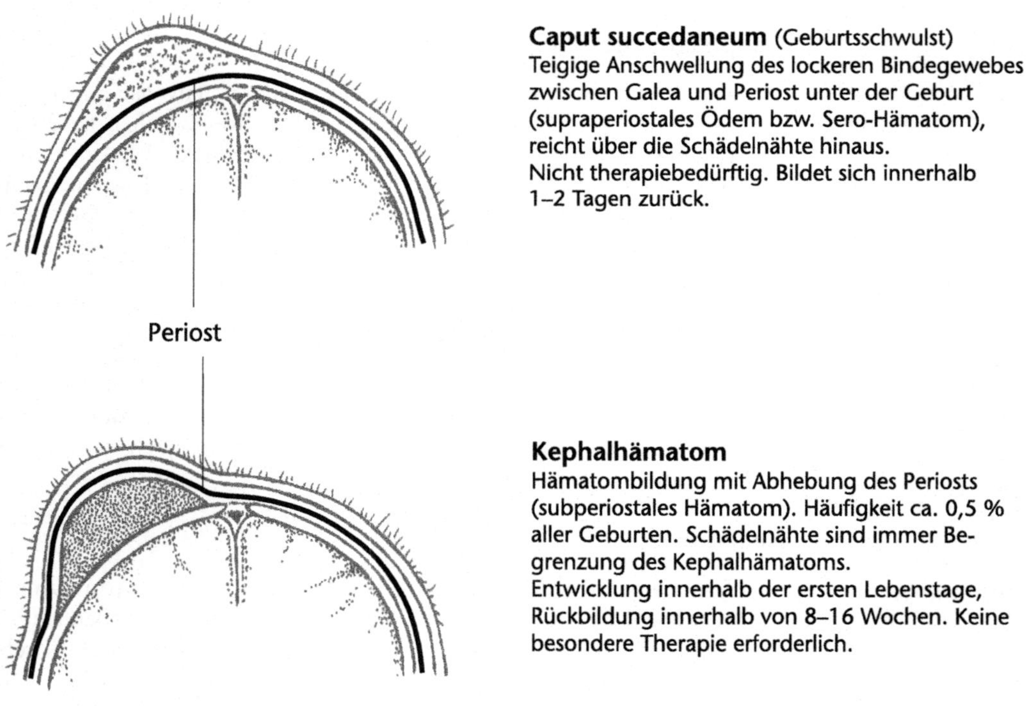

Abb. 12.8 Kephalhämatom und Caput succedaneum [L 190]

Fazialisparese

Bei Zangenentbindungen kann der Nervus facialis, der die Gesichtsmuskulatur versorgt, durch Druck geschädigt werden. Der Mundwinkel der gesunden Seite wird dann beim Schreien verzogen, der andere hängt herab. Meistens kommt es zur Spontanheilung.

Hirnblutungen

Die Hirngefäße sind sehr empfindlich gegenüber Sauerstoffmangel. Tritt eine Sauerstoffunterversorgung während oder nach der Geburt auf, können Hirnblutungen entstehen. Die Prognose ist abhängig vom Ausmaß der Blutung.

Schlüsselbeinbruch

Eine Klavikulafraktur ist die **häufigste Fraktur** unter der Geburt. Sie heilt meist ohne Folgen und ohne spezielle Therapie ab.

Armplexus-Verletzungen

Wenn die Geburt der Schultern schwierig ist, kann der Plexus brachialis (Nervengeflecht unter dem Schlüsselbein, von dem u.a. die Armnerven abgehen) verletzt werden. Zwei Arten von Lähmungen werden unterschieden.

Obere Plexuslähmung: Hand wird bewegt, Arm hängt herunter

Obere Plexuslähmung (Erb-Duchenne)

Die oberen Anteile des Plexus sind geschädigt. Der Arm hängt nach innen gedreht herunter, die Hand kann bewegt werden. Die Prognose ist gut und es kommt oft zur Spontanheilung.

Untere Plexuslähmung: Pfötchenstellung der Hand, Arm wird bewegt

Untere Plexuslähmung (Klumbke)

Die unteren Anteile des Plexus sind geschädigt. Der Arm ist nicht betroffen, die Hand steht in Pfötchenstellung, der Greifreflex ist nicht auslösbar. Die Prognose ist ungünstiger, und es bleiben häufiger Schäden zurück. Oft ist der 1. Thorakalnerv (Th_1) und damit der Sympathikus mit betroffen, und es kommt zum sog. Horner-Syndrom: Miosis (Pupillenverengung), Ptosis (Herabsinken des Oberlides) und Enophthalmus (abnorme Tieflage des Augapfels in der Augenhöhle). Die Therapie besteht aus Krankengymnastik und Schienung des Armes.

12.5.7 Komplikationen bei Neugeborenen

Atemnotsyndrom

- Tachypnoe
- Nasenflügeln
- Graue Hautfarbe

Entfaltung der Alveolen ist vermindert wegen Surfactantmangel. Glukokortikoide fördern Surfactantbildung im Mutterleib.

❼ Bei einem Atemnotsyndrom (RDS, **R**espiratory **D**istress **S**yndrome) kommt es zu Gasaustauschstörungen der Lunge. Die Kinder atmen sehr schnell (Tachypnoe) und zeigen Nasenflügeln. Durch die verstärkte Atemanstrengung zieht sich die Haut in den Zwischenrippenräumen und am Sternum ein. Wegen des Sauerstoffmangels ist die Hautfarbe grau. Die häufigsten Ursachen sind Unreife des Neugeborenen mit **Surfactantmangel**, eine Aspiration von Fruchtwasser und/oder Mekonium oder Blut oder eine Raumverdrängung der Lunge, z.B. durch eine Zwerchfellhernie. Surfactant ist ein oberflächenaktiver Stoff (engl.: **surf**ace **act**ive **a**ge**nt**), der die Oberflächenspannung in den Alveolen herabsetzt und damit die Entfaltung der Alveolen ermöglicht. Fehlt Surfactant oder ist er zu wenig vorhanden, bilden sich Atelektasen (nicht entfaltete Alveolenbereiche). Die Kinder müssen beatmet werden und erhalten Surfactant. Ist eine Geburt vor der 36. SSW vorhersehbar, wird die Reifung der Lunge noch im Mutterleib medikamentös unterstützt: Glukokortikoide regen die Surfactantproduktion des Fetus an.

Asphyxie

Gefahr des Asystolie

Die Asphyxie ist ein Atemstillstand nach der Geburt. Normalerweise setzt die Spontanatmung 30 Sekunden nach der Geburt ein. Wenn nach 60 Sekunden keine Spontanatmung eingetreten ist, spricht man von Asphyxie. Bei länger andauerndem Atemstillstand sinkt die Herzfrequenz bis zur Asystolie (Pulslosigkeit).

Blaue und weiße Asphyxie

Zwei Formen werden unterschieden:
- **Blaue Asphyxie:** Das Neugeborene ist blau angelaufen, aber noch kreislaufstabil.
- **Weiße Asphyxie:** Das Neugeborene ist sehr blass und zeigt Schocksymptome.

Die Kinder müssen sofort reanimiert werden, da die Gefahr bleibender Hirnschäden besteht.

Ikterus

Formen des Ikterus:
- Neugeborenenikterus
- Icterus praecox
- Icterus prolongatus

8 Ein Ikterus (Gelbfärbung der Haut) entsteht, wenn die Bilirubinwerte im Blut erhöht sind. Bilirubin ist ein Abbauprodukt des Hämoglobins. Dieses wird freigesetzt, wenn Erythrozyten abgebaut bzw. zerstört werden. Intrauterin wird das Bilirubin über die Plazenta ausgeschieden. Nach der Geburt besteht ein Mangel an dem Leberenzym Glukoronyltransferase, da die Leber des Neugeborenen noch unreif ist. Da dieses Enzym benötigt wird, um das Bilirubin in eine wasserlösliche, ausscheidungsfähige Form umzuwandeln, steigt die Bilirubinkonzentration des Kindes an. Folge ist der **Neugeborenenikterus** (Icterus neonatorum), der physiologisch ist und zwischen dem 4. und 6. Lebenstag auftritt. Am 5. Tag sind die Bilirubinwerte am höchsten, bis maximal 15 mg%. Die Kinder sind träge und trinken wenig.

Bei einem Morbus haemolyticus (☞ 11.7.1, 11.7.2) aufgrund einer Blutgruppenunverträglichkeit fällt vermehrt Bilirubin an, so dass die Werte schon innerhalb der ersten 24 Stunden auf über 7 mg% ansteigen. Dieser frühzeitige Ikterus wird **Icterus praecox** genannt. Die Konzentration kann schließlich 15 mg% übersteigen und es besteht die Gefahr einer Bilirubinintoxikation: Bilirubin gelangt in das Gehirn und die Zellen werden geschädigt, sog. **Kernikterus.** Die Folgen sind geistige und körperliche Behinderung.

Therapie:
- Phototherapie
- Austauschtransfusion

Sind die Bilirubinwerte noch nach dem 10. Lebenstag erhöht, spricht man vom **Icterus prolongatus** (prolongatus: verlängert). Er wird auch Muttermilchikterus genannt, da die Muttermilch ein Steroid enthält, das die Bilirubinrückresorption aus dem Darm begünstigt. Leichtere Fälle werden mit der Phototherapie behandelt (☞ 11.7.1). In schweren Fällen muss das Kind eine Austauschtransfusion erhalten.

Hypoglykämie

Gefährdet sind Mangel- und Spätgeburten sowie Kinder von Müttern mit Diabetes.
Zeichen:
- Krämpfe, Zittern
- Augenrollen
- Trinkschwierigkeiten
- Atemstillstand
- Auffälliges Schreien.

Frühes Anlegen oder Glukosegabe kann Hypoglykämien vermeiden

Beim reifen Neugeborenen spricht man ab einem Blutzucker von < 30 mg/dl, beim Frühgeborenen bei einem Blutzucker von < 20 mg/dl von einer Hypoglykämie. Die Symptome sind unspezifisch. Neben Krämpfen treten Zittern, Augenrollen, Trinkschwierigkeiten, Phasen mit Atemstillstand und schrilles oder schwaches Schreien auf. Frühzeitiges Anlegen oder frühzeitige orale oder intravenöse Glukosegabe können die Hypoglykämie vermeiden. Besonders häufig treten diese Hypoglykämien bei Kindern diabetischer Mütter auf.
Pathophysiologie: Die Hyperglykämie bei der Mutter führt zu einem Hyperinsulinismus der Kinder mit Steigerung der Zuckerbildung und Hemmung des Fettabbaus (Insulinmast). Nach der Geburt ist das Zuckerangebot erniedrigt, die Insulinmenge aber noch hoch, und es kommt zu Hypoglykämien.

Hypokalzämie

Unterfunktion der Nebenschilddrüse
Zeichen:
- Übererregung
- Zittern
- Schüttelkrämpfe
- Atemstillstandattacken

Therapie: Kalziumgabe

Bei Kalziumwerten unter 7 mg/dl spricht man von einer Hypokalzämie beim Neugeborenen. Sie ist häufig bei Frühgeborenen, hypotrophen oder kranken Neugeborenen. Ursache ist meist eine vorübergehende Unterfunktion der Nebenschilddrüse. Übererregung, Zittern, Schüttelkrämpfe, zerebrale Krämpfe und plötzlicher Atemstillstand können auftreten. Therapeutisch wird bei Krampfzuständen Kalzium i.v. gegeben. Wenn die Krämpfe vorbei sind, kann das Kalzium auch oral gegeben werden.

? Übungsfragen

1. Beschreiben Sie bitte, wie sich der neugeborene Organismus an die Umwelt anpasst. Hilfestellung: Atmung, Herz-Kreislauf-System, Blut, Gerinnung, Wärmehaushalt, Hormonhaushalt, Magen-Darm-Trakt.
2. Was ist der APGAR-Index?
3. Zählen Sie bitte mehrere Reifezeichen des Neugeborenen auf.
4. Was ist eine Frühgeburt, was eine Mangelgeburt und was eine Spätgeburt?
5. Welche angeborenen Fehlbildungen kennen Sie?
6. Welche Geburtsverletzungen beim Kind kennen Sie (Ursache, Therapie, Symptome)?
7. Was ist das Atemnotsyndrom und wann tritt es auf?
8. Was ist ein Ikterus, wann tritt er auf und wie wird er therapiert?

13 Wochenbett

13.1 Normales Wochenbett

Die Rückbildung der schwangerschaftsbedingten Veränderungen dauert 6–8 Wochen.

Das Wochenbett (Puerperium) beginnt mit der Plazentaausstoßung und dauert ca. 6–8 Wochen. Während dieser Zeit findet eine große hormonelle Umstellung des weiblichen Organismus statt, und die meisten schwangerschaftsbedingten, körperlichen Veränderungen bilden sich zurück.

13.1.1 Hormonelle Umstellung

Abfall der Hormonspiegel:
- Kreislaufstabilisierung
- Harnwegsinfekte rückläufig
- Hb-Wert und Körpergewicht normalisieren sich.

Östrogen und Progesteron

❶ Nach der Geburt fallen der Östrogen- und Progesteronspiegel ab. Damit gehen auch die Nebenwirkungen (☞ 2.5.2) dieser Hormone zurück. Die Kontraktionsfähigkeit der glatten Muskulatur (z.B. Gefäße, Harnleiter) und der quergestreiften Muskulatur (z.B. Beckenboden- und Bauchmuskulatur) nimmt wieder zu. Dadurch wird der Kreislauf stabiler, die Neigung zu Obstipation und die Anfälligkeit für Harnwegsinfekte gehen zurück. Es kommt zur Ausschwemmung der schwangerschaftsbedingten Ödeme, Normalisierung des Körpergewichtes, des Hb-Wertes und der Leukozytenwerte.

Hemmt FSH und LH-Ausschüttung → Amenorrhoe bei stillenden Frauen
Kein Schutz vor Schwangerschaft

Prolaktin

Die Prolaktinwerte sinken nach der Geburt ab. Erst durch das Stillen wird Prolaktin vermehrt freigesetzt. Es hemmt die FSH- und LH-Ausschüttung der Hypophse mit der Folge einer Amenorrhoe (☞ 4.2). Diese Amenorrhoe ist kein sicherer antikonzeptiver Schutz.
Nicht stillende Frauen haben 6–8 Wochen nach der Geburt wieder einen normalen Menstruationszyklus.

13.1.2 Rückbildung des Uterus

Nachwehen, Hormonabfall und Oxytocin fördern die Uterusrückbildung.

❷ Der Uterus wiegt direkt nach der Geburt ca. 1000 g (20fache des Ausgangsgewichtes). Durch Nachwehen und den Hormonabfall von Östrogen und Gestagen, durch den die Durchblutung vermindert wird, erreicht der Uterus am Ende des Wochenbettes wieder sein Ausgangsgewicht von 50 g. Auch durch Oxytocin, welches durch das Stillen ausgeschüttet wird, kontrahiert sich der Uterus und unterstützt so seine **Rückbildung.**
Der Verlauf der Rückbildung wird in den ersten 10 Tagen täglich kontrolliert. Dazu wird die Höhe des **Fundus** (Oberkante des Uterus) durch Abtasten des Bauches ermittelt, sog. Fundusstand. Dieser wird auf den Bauchnabel bezogen und der Abstand zwischen Fundus und Bauchnabel in Querfingern angegeben.

Regelrechte Uterusrückbildung wird über den Fundusstand täglich kontrolliert.

Bildet sich der Uterus regelrecht zurück, sind folgende Fundusstände normal (☞ Abb. 13.1):

- nach der Geburt zwischen Symphyse und Nabel
- am 1. Tag: 1 Querfinger über dem Nabel (1/N)
- am 3. Tag: 2 Querfinger unter dem Nabel (N/2)
- am 10.Tag: an der Symphysenoberkante.

Nach 6 Wochen hat der Uterus sich vollständig zurückgebildet.
Weitere Faktoren, die die Rückbildung fördern, sind Frühmobilisierung, Wochenbettgymnastik, Stillen, regelmäßige Darmentleerung und ggf. wehen- und kontraktionsförderne Medikamente.

Wochen nach Entbindung	**Wochenfluss**	**Uterusgröße**
1. Woche	blutig	
Ende der 1. Woche	braun-rötlich	
Ende der 2. Woche	dunkel-gelb	
Ende der 3. Woche	grau-weiß	
nach ca. 4 – 6 Wochen	Versiegen des Wochenflusses	

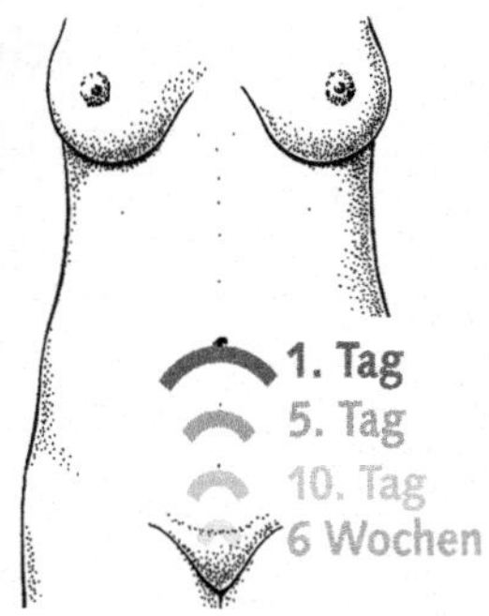

Abb. 13.1 Uterusrückbildung und Änderung des Wochenflusses [L 190]

13.1.3 Lochien

Wochenfluss: ca. 4–6 Wochen
Lochien sind mit Staphylokokken und Streptokokken besiedelt.

❸ Die Lochien (Wochenfluss) bestehen aus abgestorbenen Resten der Plazenta, Wundsekret und kleinen Blutkoageln. Weiterhin sind sie mit Streptokokken und Staphylokokken besiedelt und deshalb infektiös. Direkt nach der Plazentageburt beginnt der Wochenfluss und dauert 4–6 Wochen. Durch die Rückbildung des Uterus verkleinert sich die Wundfläche, und der Wochenfluss wird weniger. Auch die Zusammensetzung und das Aussehen der Lochien ändern sich (☞ Abb. 13.1).

Physiotherapie

Da die Gefahr einer Thromboseentwicklung im Wochenbett erhöht ist, steht die Thromboseprophylaxe bei der physiotherapeutischen Behandlung an erster Stelle.
Ansonsten werden Wöchnerinnen Übungen gezeigt, die der Rückbildung der gedehnten Bauch- und Beckenbodenmuskulatur dienen und zusätzlich die Nachwehentätigkeit zur Uterusrückbildung anregen. Wichtig ist, die Wöchnerinnen zu motivieren, die Übungen auch zu Hause (Spätwochenbett- bzw. Rückbildungsgymnastik) bis zur vollständigen Rückbildung fortzusetzen. Dies dient v.a. zur Prophylaxe späterer Senkungen der Beckenorgane.

13.2 Erkrankungen im Wochenbett

Verzögerte Uterusrückbildung

Fundus höher als zeitentsprechend, Kontraktionsfördernde Medikamente unterstützen die Rückbildung.

④ Eine verzögerte Rückbildung (Subinvolutio uteri) des Uterus findet sich bei Überdehnung des Uterus, Narben nach einer Schnittentbindung, verlängerter Geburtsdauer, Wehenschwäche, großen Uterusmyomen und mangelhafter Oxytocinausschüttung durch Abstillen.
Der Fundus steht höher als es der Zeit entspricht, und der Wochenfluss ist vermehrt. Mit wehen- bzw. kontraktionsfördenden Medikamenten, z.B. Oxytocin (Orasthin®) oder einem Mutterkornalkaloid (Methergin®), werden die Nachwehen und damit die Rückbildung unterstützt.

Lochialstau

Begünstigt nach Kaiserschnitt und verzögerter Uterusrückbildung:
- Wenig Lochien
- Druckschmerzhafter, großer Uterus

Bei einer verzögerten Uterusrückbildung oder einem Verschluss des inneren Muttermundes, z.B. nach Schnittentbindung, können die Lochien nicht frei abfließen. Auffällig ist der geringe Lochienfluss und ein druckschmerzhafter Uterus, der größer als während der normalen Rückbildung ist. Die Gefahr besteht in der Entwicklung einer Endometritis, wenn sich das gestaute Sekret infiziert. Dann kommt als weiteres Symptom Fieber dazu. Als Therapie werden Kontraktionsmittel gegeben, um die Abstoßung der Lochien zu fördern. Zusätzlich muss die Patientin zur Bewegung angehalten werden.

Physiotherapie

Bei einem Lochialstau den Patientinnen Übungen zur Aktivierung und Kräftigung der Bauchmuskeln zeigen, da sie die Nachwehentätigkeit anregen.

Wochenbettfieber

Infektion durch Staphylokokken oder Streptokokken
Anzeichen:
- Übelriechende Lochien
- Druckschmerzhafter Uterus
- Fieber > 38 °C

Therapie:
- Kontraktionsmittel
- Antibiotika

⑤ Alle genitalen Infektionen nach der Geburt werden unter dem Begriff Wochenbettfieber (Puerperalfieber, Kindbettfieber) zusammengefasst. Ursache ist die Keimbesiedelung, meistens mit Streptkokken oder Staphylokokken, der Scheide und/oder des Uterus, z.B. nach vorzeitigem Blasensprung, Untersuchungen unter der Geburt ohne Beachtung der Hygiene oder Subinvolutio uteri mit Lochialstau.
Die Anzeichen sind **übelriechende Lochien,** ein **druckschmerzhafter Uterus** und **Fieber > 38** °C mit Schüttelfrost. Es besteht die Gefahr einer Sepsis. Deshalb werden so früh wie möglich Wehen- und Kontraktionsmittel sowie Antibiotika gegeben.

Schweres Krankheitsbild mit:
- septischen Temperaturen
- Schock

Intensivtherapie

Puerperalsepsis

Wird ein Wochenbettfieber nicht rechtzeitig therapiert, kommt es zur Sepsis mit septischen Temperaturen, Tachykardie, beschleunigter Atmung und starker Beeinträchtigung des Allgemeinbefindens. Es besteht die Gefahr des Schocks und der Entgleisung des Gerinnungssystems. Eine intensivmedizinische Therapie mit Antibiotikagabe, Ausgleich des Elektrolyt- und Wasserhaushaltes und Heparinisierung zur Thromboseprophylaxe ist zwingend notwendig.

Blutungen im Wochenbett

Zu starken Blutungen nach der Geburt kann es kommen durch: Plazentareste, Entzündungen, Geburtsverletzungen, unzureichendes Nähen von Rissen oder eine verminderte Kontraktionskraft des Uterus. Die Therapie richtet sich nach der Ursache.

Thrombose, Embolie

Ursachen:
- Thromboplastinhaltiges Material
- Verminderte Mobilität
- Abflussbehinderung des Blutes

(6) Im Wochenbett ist die Thrombose- und Emboliegefahr erhöht. Die Ursachen sind:

- Einschwemmung von thromboplastinhaltigem (aktivierender Stoff der Blutgerinnung) Material aus der Plazenta in die mütterliche Blutbahn, welches zur Hyperkoagulabilität (erhöhten Gerinnbarkeit) des Blutes führt
- verminderte Mobilität der Wöchnerin und damit Verlangsamung des venösen Rückstromes
- Abflussbehinderung durch den Druck des großen Uterus auf die Beckenvenen.

Begünstigender Faktor ist eine bestehende Varikosis der Patientin.

Viel Bewegung bei Thrombophlebitis

Thrombophlebitis

Die entzündete Vene ist druckschmerzhaft und die betroffene Extremität gerötet und schmerzhaft. Die Therapie besteht aus Heparinsalbenverbänden und Alkoholumschlägen, verbunden mit viel Bewegung. Es besteht die Gefahr, dass die Entzündung auf die tiefen Beinvenen übergreift.

Tiefe Beinvenenthrombose

Bei der tiefen Beinvenenthrombose sind der Venenverlauf und die Wade druckschmerzhaft. Das betroffene Bein ist geschwollen, und die Patientin hat subfebrile Temperaturen.

Sie bekommt Heparin in therapeutischer Dosierung und Kompressionsstrümpfe bzw. die Beine werden gewickelt. Eventuell muss die Thrombose medikamentös aufgelöst werden. Bei jeder Thrombose besteht die Gefahr einer Lungenembolie.

Psychische Labilität

Neuer Lebensabschnitt und hormonelle Umstellung kann zu Heultagen um den 2.–4. Tag postpartum führen.

Die neue Lebenssituation und die hormonelle Umstellung können zur psychischen Labilität der Wöchnerin führen. Häufig sind die sog. **Heultage** (Maternity blues) am 2.–4. Tag nach der Geburt. Durch die Anstrengung bei der Geburt und den Schlafmangel sind die Frauen müde, weinerlich und leicht erregbar.
Hinzu kommt die neue Verantwortung für das Neugeborene. Hilfreich sind Verständnis und Gesprächsbereitschaft.
Es können aber auch **Psychosen** in Form von schweren Wochenbettdepressionen auftreten. Bei dieser Störung ist eine psychiatrische Therapie unbedingt erforderlich.

13.3 Stillen

Während der Schwangerschaft verändert sich die Brust durch die Hormone der Plazenta (Östrogene, Progesteron). Das Drüsengewebe reift aus und verdrängt Fett- und Bindegewebe. Gegen Ende der Schwangerschaft steigt der Prolaktinspiegel und löst die Milchbildung aus. Nach der Geburt fallen dann alle Hormonspiegel erst einmal ab.

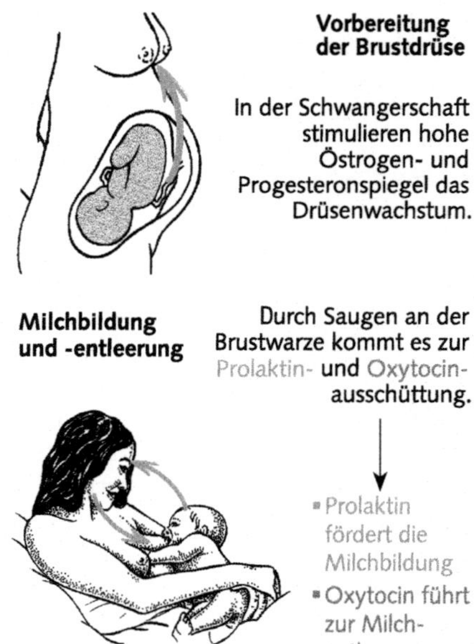

Abb. 13.2 Milchbildung und Milcheinschuss [L 190]

13.3.1 Milchbildung

Milcheinschuss am 3. Tag:
- Pralle, schmerzhafte Brust
- Fieber möglich

❼ Gegen Ende der Schwangerschaft setzt schon die Bildung der Vormilch ein, das sog. **Kolostrum.** Sie ist gelblich und enthält viele mütterliche Antikörper (besonders IgA), die den Säugling vor allem vor Darminfektionen schützen. Außerdem ist sie kohlenhydratarm und eiweißreich.

Zwischen dem 2. und 4. Tag nach der Geburt beginnt die eigentliche Milchbildung durch den plötzlichen Abfall der Östrogene. Es kommt zum sog. **Milcheinschuss.** Die Brust ist prall und kann schmerzen. Manchmal treten Temperaturen bis 38 °C über 2 Tage auf.

Nach der Vormilch kommt es zur Bildung der Übergangsmilch (transitorische Milch) bis zum 10.–15. Wochenbetttag. Anschließend erst wird die reife Frauenmilch gebildet.

Durch den Saugreiz werden Oxytocin und Prolaktin ausgeschüttet.

Das Anlegen des Kindes fördert die Milchbildung: Galaktogenese. Durch den Saugreiz werden vermehrt **Oxytocin** und **Prolaktin** ausgeschüttet. Oxytocin fördert nicht nur die Kontraktion der Gebärmutter, sondern auch den Milchfluss (☞ Abb. 13.2).

Die Milchbildung lässt sich durch einfache Maßnahmen fördern:

- Brüste gut leertrinken lassen
- Bei Trinkschwäche des Kindes die Milch abpumpen und diese mit einem Fläschchen dem Kind geben
- Die Mutter sollte mindestens 2,5 l pro Tag trinken.

Fehlende Milchbildung

Milchbildung fördern durch:

- häufiges Anlegen
- Brust leertrinken lassen
- mindestens 2,5 l trinken
- evtl. Milchbildungstees, Oleum lactagonum, z. B. Paspertin®

Manche Schwangere bilden zu wenig (Hypogalaktie) oder gar keine Milch (Agalaktie). Durch regelmäßiges Anlegen kann versucht werden, die Milchbildung anzuregen. Mit Milchbildungstee (je nach Apotheke verschiedene Zusammensetzung), Oleum lactagonum zum Einreiben der Brust, z.B. Paspertin®-Tropfen zum Anregen der Prolaktinsekretion oder Syntocinon®-Nasenspray (Oxytocin) wird die Milchbildung angeregt.

Medikamente in der Stillzeit

Viele Medikamente (z.B. Psychopharmaka, Antibiotika, Beruhigungsmittel) können in die Muttermilch übergehen und wirken somit auch auf den Organismus des Kindes. Die Einnahme von Medikamenten in der Stillzeit bedarf daher einer strengen Indikationsstellung. Ist jedoch die Einnahme milchgängiger Medikamente unumgänglich, muss die Milch abgepumpt und verworfen werden. Ist das Medikament abgesetzt, kann die Frau wieder stillen.

13.3.2 Milchzusammensetzung

Muttermilch enthält auch Makrophagen und Lymphozyten.

⑧ Die Muttermilch ist optimal dem Bedarf des Säuglings angepasst und allen anderen Milchnahrungen überlegen. Sie enthält Proteine, Fette, Kohlenhydrate, Mineralstoffe, Vitamine, Antikörper und Abwehrzellen (Makrophagen, Lymphozyten).

Muttermilch ist leicht verdaulich und gewährleistet eine ausgewogene Fett- und Vitaminversorgung. Künstliche Milchpräparate werden für die Haltbarkeit erhitzt, was z.B. zur Denaturierung des Eiweiß führen kann. Trotzdem ist keine Keimfreiheit garantiert, und mütterliche Abwehrfaktoren sind nicht ersetzbar.

Mit Muttermilch gestillte Kinder sind weniger anfällig für Infekte und Allergien und erhalten durch das Stillen einen innigeren Kontakt zur Mutter.

13.3.3 Stilltechnik

- Kind an beide Brüste anfänglich nicht länger als 5 Minuten anlegen
- feeding on demand
- Sorgfältige Hygiene

⑨ Das Anlegen des Kindes ist der beste Stimulus für die Milchbildung. Daher sollte das Kind so früh wie möglich, am besten noch im Kreißsaal, angelegt werden. Ein paar Regeln sollten beachtet werden:

- Bei jedem Stillen das Kind an beiden Brüsten anlegen.
- Am Anfang nicht länger als 5 Minuten pro Brust stillen, später maximal 20 Minuten pro Seite.
- Stillen immer dann, wenn das Kind sich meldet (Feeding on demand). Eine Spätmahlzeit (22.00 Uhr) sollte immer angeboten werden.
- Sorgfältige Hygiene: Hände waschen und desinfizieren vor Anlegen des Kindes.
- Brustwarzen sorgfältig pflegen: Milchreste auf der Brustwarze verreiben und antrocknen lassen; Brustwarzen nicht einseifen oder abbürsten, sondern mit sterilen Tupfern säubern, evtl. mit hautschützenden Salben (z.B. Glukosesalbe: Dextromon®) eincremen.

Gewichtskontrollen des Neugeborenen, um die Stillmenge zu bestimmen (1–2 mal pro Woche). Nach der Geburt nimmt das Neugeborene ca. 10% seines Geburtsgewichtes ab. Dieser Verlust wird jedoch innerhalb der ersten beiden Wochen schnell wieder aufgeholt.

13.3.4 Stillprobleme

Beim Stillen gibt es häufig kleine Probleme, denen man leicht abhelfen kann:

- Eingezogene Brustwarzen (Hohlwarzen): Massieren und Hervorziehen der Brustwarze, eventuell Stillhütchen benutzen
- Ist die Brustwarze wund, Stillzeit verkürzen, evtl. Stillhütchen benutzen und die Brust sorgfältig pflegen (s.o.)
- Bei Milchstau die Brust gut leertrinken lassen, ggf. zusätzlich Brust ausstreichen, Wärmetherapie.

Abstillen

Bei starken Entzündungen der Brustwarze oder der Brust ist u.U. das Abstillen notwendig.

Primäres und sekundäres Abstillen

Hat noch keine Milchsekretion stattgefunden, spricht man vom primären Abstillen. War die Milchsekretion schon in Gang gekommen, vom sekundären Abstillen.

Indikationen für **primäres Abstillen** sind Fehl- oder Totgeburten, Fehlbildungen oder große Operationen der Brust, HIV-Infektion oder massiver Nikotinabusus. Sekundär abgestillt wird bei Entzündungen der Brust und mütterlicher Medikamenteneinnahme während der Stillzeit.

Das **sekundäre Abstillen** ist meist problematischer und kann zur Abszessbildung mit Mastitis puerperalis (☞ 9.2.2) führen.

Zum Abstillen wird ein Prolaktinhemmer (Bromocriptin: Pravidel®) gegeben. Zusätzlich sollte ein straffer BH getragen oder die Brust hochgebunden werden und wenig getrunken werden.

Bei Trinkschwierigkeiten Milch abpumpen und mit der Flasche füttern

Bei Trinkschwäche oder Fehlbildungen des Kindes wird die Milch abgepumpt und dem Kind im Fläschchen gegeben.

? Übungsfragen

1. Beschreiben Sie bitte die hormonellen Umstellungen im Wochenbett.
2. Wie kommt es zur Rückbildung des Uterus, wie wird die Rückbildung kontrolliert, und welche Fundusstände sind normal?
3. Was sind die Lochien, und wie verändern sie sich während des Wochenbettes?
4. Wann kommt es zu einer verzögerten Uterusrückbildung?
5. Was ist das Wochenbettfieber?
6. Warum ist im Wochenbett die Thrombose- und Emboliegefahr erhöht?
7. Wie kommt es zur Milchbildung?
8. Beschreiben Sie bitte die Zusammensetzung der Muttermilch.
9. Beschreiben Sie bitte die Stilltechnik, wie können Stillprobleme behoben werden?

Index